汉竹主编·亲亲乐读系列

明星私教
瘦怀孕

李剑慧 编著

汉竹图书微博
http://weibo.com/hanzhutushu

江苏凤凰科学技术出版社
全国百佳图书出版单位

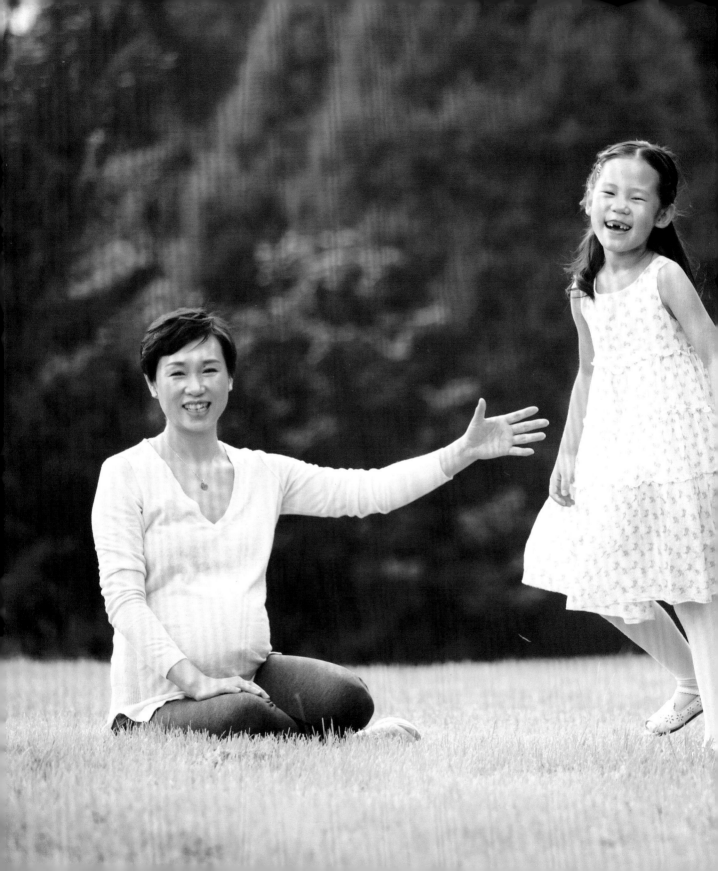

编辑导读

"孕期体重不停飙升怎么办？"

"孕期能运动吗？"

"孕期如何运动，怎样运动？"

……

关于孕期能不能运动这个问题，孕妈妈们有着不同的态度，有的孕妈妈怕孕期运动会影响胎宝宝发育所以不敢运动，只能看着自己身上的肉慢慢变多，而对明星怀孕时通过运动保持的优美曲线羡慕不已；有的孕妈妈坚持运动直到分娩，不仅整个人看起来精神，分娩轻松，生出的宝宝也健康。

现在，对于孕期能不能运动，孕妈妈不用再愁眉不展了。深受多位明星妈妈喜爱的孕期运动私人教练李剑慧老师，带着她多年的孕期运动经验和独家定制的孕期运动课程来到孕妈妈身边，让孕妈妈也能在怀孕期间拥有好身材，变得更美丽。

作为资深的孕期运动教练以及 2 个孩子的妈妈，李剑慧老师在怀二宝期间，亲身示范运动动作，按照孕期的不同月份，制订相应的缓解当月不适且利于控制体重的运动计划，将自己的怀孕心得和运动中的注意事项分享给广大孕妈妈。每月明星私教 VIP 课程是本书的亮点，让孕妈妈省去昂贵的私教费用，在家也能轻松享有明星私教的健身课程，让孕妈妈越孕越美、越孕越健康，通过运动实现孕妈妈长胎不长肉、胎宝宝健康又聪明的愿望。

明星私教10月"孕"动课程

月份	时间	"孕"动课程	月份	时间	"孕"动课程
孕1月	早	球上10分钟（33页）	孕4月	早	拜日式（58~61页）
	午	盘坐调息（26~27页） 婴儿式（32页）		午	盘坐调息（26~27页）
	晚	夫妻背靠背扭转（28~29页） 你来我往（30页） 心灵相守（31页）		晚	坐球扭转（64~65页） 双角式（球）（66~67页）
孕2月	早	抱球婴儿式（41页）	孕5月	早	战士二式（70~71页）
	午	盘坐调息（26~27页）		午	巴拉瓦伽扭转（椅）（74~75页） 推墙（76~77页）
	晚	雷电坐（36~37页） 跪坐伸展（42~43页）		晚	幻椅式（球）（78~79页） 鸟王式（80~81页）
孕3月	早	盘坐调息（26~27页） 拉椅子（46~47页）	孕6月	早	侧角伸展（84~85页） 坐姿扭转二（球）（88~89页）
	午	三角式（50~51页）		午	半月式（92~93页）
	晚	坐球侧伸展（52~53页）		晚	球上平衡（90~91页） 靠球幻椅（球）（94~95页）

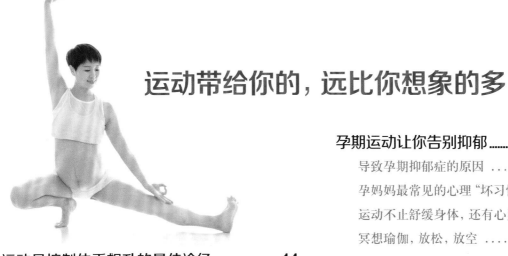

目录

运动带给你的，远比你想象的多

孕1月
身心随时为受孕做准备

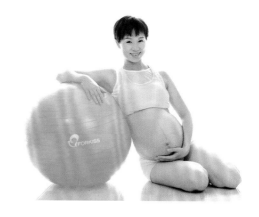

孕2月
要运动，更要安全

孕3月
以舒缓的放松运动为主

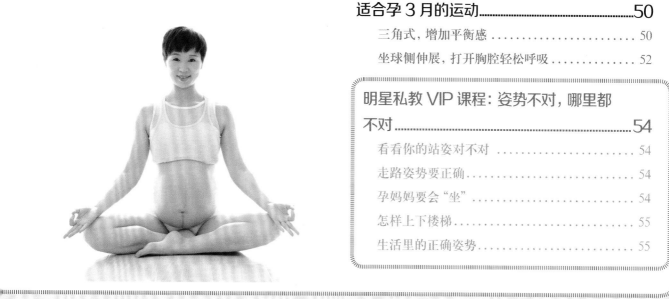

孕4月
坚持运动，控制体重

孕5月
运动也是一种胎教

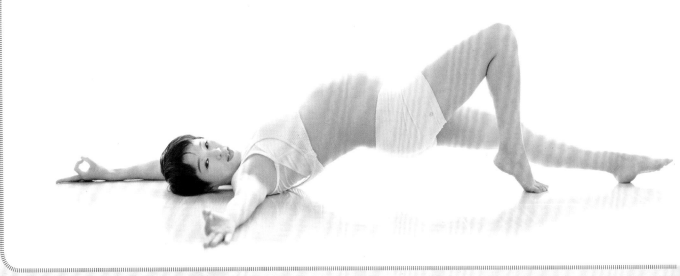

孕6月
缓解腰背部压力

孕7月
呼吸畅快,妈妈宝宝都舒服

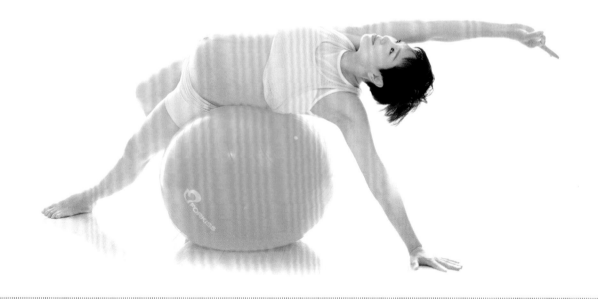

孕8月
大肚妈妈爱运动

孕9月
每周3次健身操

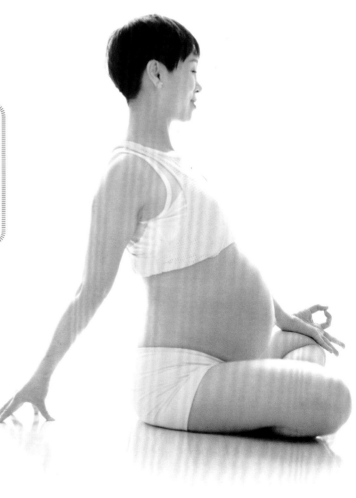

孕 10 月
助产运动练起来

产后像明星那样享"瘦"

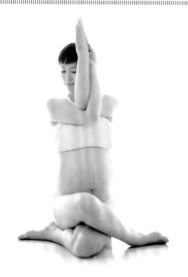

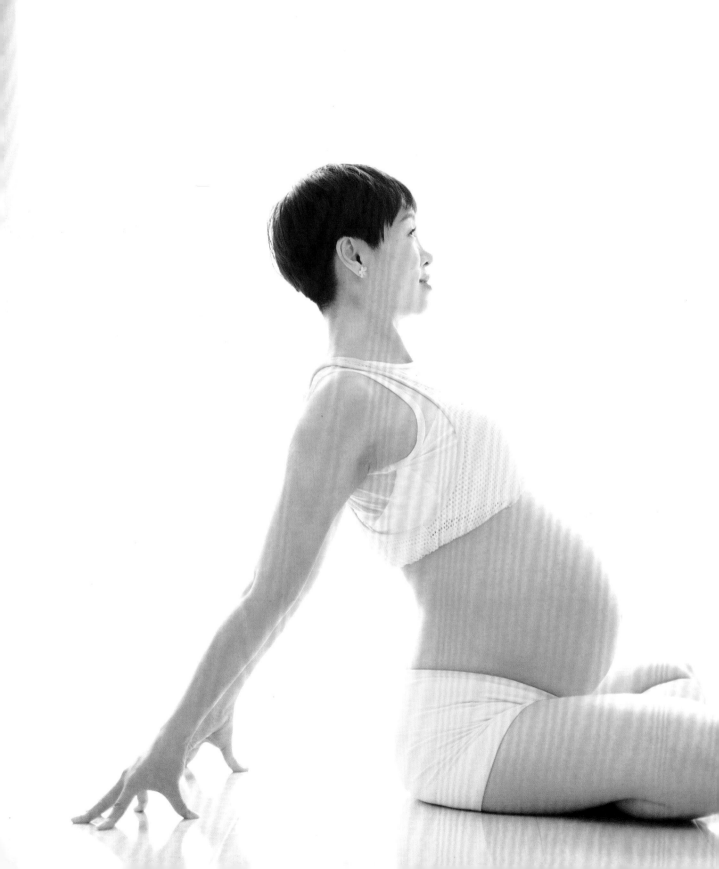

运动带给你的，远比你想象的多

　　"生命在于运动"，怀孕了并不是只能坐着或躺着，即使在孕期，孕妈妈也可以带胎宝宝一起运动起来，让他（她）与你一起分享锻炼的快乐。孕期运动不但利于胎宝宝健康发育，还有助于孕妈妈控制体重，保持良好的体形。体形匀称的孕妈妈在分娩过程中会相对轻松一些，好的体形还有助于孕妈妈更好地协调在怀孕过程中受到的压力。可以说，在孕期适当运动，带给孕妈妈的好处远比想象的要多。

运动是控制体重飙升的最佳途径

单纯依靠饮食来控制体重，往往不太好把控，因为孕妈妈有时会管不住自己的嘴，不知不觉就吃多了，经常这样，体重就会超标。但如果孕妈妈能在孕期坚持运动，养成习惯后，不运动反而不舒服，这样自然会打造一个好体质，将体重控制在合理范围内了。

适度运动，从此告别超重

孕期适度运动可以帮助孕妈妈在孕期控制好体重，告别超重，但是孕期运动一定要注意强度和时间。一般运动需维持 30 分钟以上才会燃烧脂肪，但孕妈妈需在运动 15 分钟后就稍微休息，即使体力可以负荷也必须在适度休息过后再开始运动，避免引起过度劳累与心跳过快。孕期运动的目的并不是燃烧脂肪，而是在于训练全身的肌力，因此孕妈妈每运动 15 分钟就要停下来稍作休息。

孕妈妈运动时心跳速率应控制在每分钟 140 次以内，若超过此范围，孕妈妈血流量较高，血管可能负荷不了。

运动让你越孕越美

孕期适度运动可以让孕妈妈越孕越美。运动不仅对孕妈妈的身体健康有利，帮助孕妈妈保持美妙的身形，还有以下这些好处：

1. 改善血液循环。运动可以改善母体内的血液循环，增强心肺功能，增加肌肉组织的营养，使肌肉具有力量。建议孕妈妈多锻炼腹肌，有力的腹肌能预防因腹壁松弛造成的胎位不正和难产。

2. 减轻腰背痛、水肿等不适。适当运动可减轻孕妈妈因腹部和腰椎前凸、骨盆前倾、重心前移导致加重背肌工作负担所引起的腰酸背痛。还可促进腰部及下肢的血液循环，减轻孕妈妈腰酸腿痛、下肢水肿等症状。

3. 缓解孕期疲劳。适度运动能够改善睡眠，缓解紧张情绪，令孕妈妈心情愉快，精力充沛，免疫力得到提高，头脑也更灵活。

4. 帮助消化防便秘。运动能帮助孕妈妈消化和排泄，促进新陈代谢，减轻和改善孕期的便秘现象，同时能改善孕妈妈因便秘引起的皮肤粗糙、暗淡等问题。

5. 增加营养。适度运动能够增进食欲，为肚子里的胎宝宝提供丰富的营养，还有助于产后迅速恢复身材。

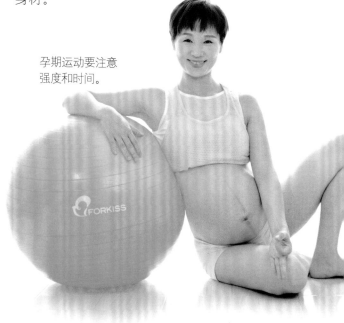

孕期运动要注意强度和时间。

运动能增强抵抗力

运动可以达到增强免疫力、延缓衰老的目的，其中最重要的是要掌握好合适的运动强度、运动量和运动时间。孕妈妈循序渐进、持之以恒地锻炼可以增强免疫系统功能。

运动可使中性粒细胞急剧升高，细胞中的干扰素能增强自然杀伤细胞、巨噬细胞和 T 淋巴细胞的活力，而这些细胞可以吞噬病毒。在运动时，干扰素的分泌比平时要增加一倍。但一般短时间运动后，中性粒细胞就恢复正常了，这个时间大概是一个小时。运动停下来了，免疫细胞数量就会下降。

因此，根据个人情况的不同，运动提高免疫力不是立竿见影的，也不是一劳永逸的，一定要坚持运动，所以孕妈妈在怀孕后仍需坚持运动。

运动也是帮胎宝宝"减肥"

孕妈妈经常适度锻炼是非常有好处的，一方面可以控制自己的体重，另一方面还可以帮助胎宝宝"减肥"，达到健康的出生体重。有氧运动会使孕妈妈的身体状况发生变化，这种变化会在某种程度上影响胎宝宝生长发育所需的营养供应，防止营养过剩，从而预防胎宝宝成为"巨大儿"。而且实践证明，如果宝宝出生时体重过重，今后肥胖的概率就会很高。

运动不光能帮胎宝宝"减肥"，同时也能促进胎宝宝健康成长。适当的运动锻炼可使新陈代谢旺盛，胎盘能获得更多的营养物质，以促进胎盘的生长，有益于保护体内的胎宝宝，并刺激胎宝宝大脑、感觉器官、血液循环系统和呼吸系统的发育。

孕妈妈在做适宜的运动锻炼时，母体内的胎宝宝也随着"运动"，此时胎宝宝的心率每分钟可增加 10~15 次。有专家认为，这是胎宝宝对运动所采取的适应性应激反应，不仅无害，反而有益于胎宝宝的健康，使胎宝宝出生时身体各组织器官的生理功能发育得更好。

注意运动细节，安全第一

虽说运动对孕妈妈很有益处，也有越来越多的孕妈妈开始加入到运动的行列中来了。但是需要注意的是，孕周不同，孕妈妈的身体状态也不同，运动强度和运动量也要做出相应调整。所以，孕妈妈在做运动的时候一定要注意细节，提前了解安全注意事项，做好运动准备，保证自身和胎宝宝的健康和安全，避免危险的发生。

在选择运动项目前，一定要咨询医生或者运动教练，因为每个人的身体存在差异性，不是所有人都适合做运动。在运动的过程中，谨记自己是孕妈妈，肚子里有胎宝宝，所以运动不宜太剧烈，运动量不要太大，尤其在孕早期的 3 个月和孕晚期的 3 个月，应严禁做激烈、大运动量的运动，以免引起流产和早产。开始运动时应慢慢地、比较缓和地进行，运动结束后也应该是平静地结束。

孕期运动的前提是适量、适度。以身体感觉舒适、能够承受为宜，不可勉强，更不可盲目运动，以免造成无法挽回的后果。也应避免长时间运动，长时间运动易使孕妈妈身体过度疲劳，体力不支，导致出现危险。

不同孕妈妈的运动计划

不爱运动的孕妈妈这样做

有些孕妈妈怀孕前就不爱运动，怀孕后就更不想动了。每天坐在椅子或沙发上打发时间，日积月累，不但身体虚弱，还会使体形迅速变胖，这样不但影响顺产，还会影响母子健康。所以为了自己和胎宝宝，一定要动起来。

如果不爱运动，就强迫自己动起来。孕妈妈可以按照孕期的不同阶段，制订健身计划。这样长期坚持，会将自己的身体调理到最佳状态，有利于缩短分娩时间，为顺产打下良好基础。孕妈妈开始时应做到每天锻炼时间不少于 15 分钟，以后慢慢延长时间。

孕妈妈还可以自制一个如下图的表格，能起到很好的监督作用。而且看着自己为顺产、为胎宝宝做出的每一份努力，你会感到非常自豪。

日期	锻炼时长	项目	感受
星期一			
星期二			
星期三			
星期四			
星期五			
星期六			
星期日			

除了给自己制订运动计划外，孕妈妈还可以通过增强运动的趣味性，来督促自己动起来。孕妈妈可以试试以下 2 种方法：

1. 结伴而行。孕妈妈可以在公司找一个同伴，午休时结伴去外面走走，在这个过程中，两人可以聊聊天，把自己在孕期的困惑、烦恼，在工作上的压力说出来，既能疏导心理，还能锻炼身体。如果在公司找不到同伴，可以在生活的小区里找一个，这样吃完晚饭，小伙伴一吆喝，你想偷懒都不成。

2. 加入交流群。从网上找一个孕妈妈交流群，与她们一起讨论运动锻炼的方法和好处，会让孕妈妈更加关注运动健身，也会慢慢爱上运动。

爱运动的孕妈妈这样做

对于爱运动的孕妈妈来说，孕期运动根本就不是事儿。但孕期运动与以往的运动不同，一定要收敛一些，不能做强度大、风险大的动作，要时刻记挂着腹中还有一个娇嫩的胎宝宝。

运动量要控制。爱运动的孕妈妈有时不经意间就会运动过量，因而出现过度锻炼综合征的表现：疲倦、疼痛或患普通感冒。如有类似的症状出现，孕妈妈要改变运动计划，减少运动量，或者改变生活方式，减少生活中引起疲劳的其他因素。

孕期锻炼以微微出汗为宜，锻炼时能连续讲话，无须停下来喘气，说明心率在正常范围内，锻炼强度合适。

孕妈妈也可以用以下 2 种方法自测运动是否过度：

1. 测体温。孕妈妈体温高于 38.9℃，会增加胎宝宝先天性异常的发病率。在运动过程中，人体会出现心脏跳动加快，体温升高等现象，孕妈妈的基础体温会升得更高。孕妈妈在运动过程中应提高警惕，注意监测体温。最好每 15 分钟休息一次，用 5~10 分钟的时间降低体温后再继续运动。

2. 测脉搏。运动期间，孕妈妈要每隔 10~15 分钟测量一次脉搏，脉搏每分钟不能超过 140 次。如果脉搏跳动过快，那就停下来休息一下，让它恢复到每分钟 90 次以下。

职场孕妈妈这样做

上班期间忙碌紧张，有时孕妈妈在电脑前坐一天都不动，长此以往会腰酸背痛。劳逸结合才是最好的工作方法，所以职场孕妈妈每天要抽出时间做运动，也许几个小动作就会让你神清气爽，远离腰酸背痛。

平甩甩手操：全身放松，自然呼吸，双脚平行与肩同宽；手臂抬起至肩齐，然后自然放下；连续做到第四下时，臂与膝同时屈动。

前俯后仰操：闭住嘴，双手叉腰，抬头后仰，同时吸气，双眼望天，停留片刻；缓缓向胸部低头，下颌尽量贴近胸部，同时呼气，双眼看地。

左右摆动操：自然站立，双目平视，双脚略分开，与肩同宽，双手叉腰；头与身体缓慢向右转，停留片刻后，再向左转。

缓解压力操：深呼吸的同时，依次放松身体各部位的肌肉。从脚部开始，依次是下肢、手、上肢、躯干、肩部、颈部和头部，每次持续 5~10 分钟。可连续做两三次。

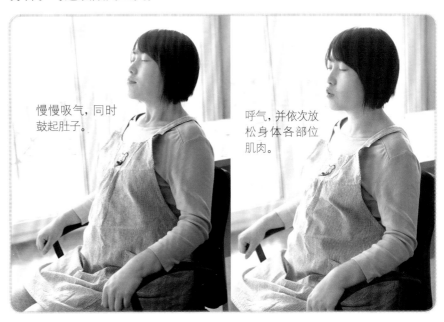

慢慢吸气，同时鼓起肚子。

呼气，并依次放松身体各部位肌肉。

坚持系统运动可提高顺产率

根据孕期的不同阶段进行适度的运动，能增强孕妈妈腹肌、腰背肌和盆腔肌肉的力量与弹性，不仅能防止因腹壁松弛而导致的胎位不正或难产，有力的腹肌、腰背肌和骨盆肌还有助于顺产。

运动能缩短产程

平时在孕期适量运动的孕妈妈，身体更健康，子宫更有弹性和力度，因此自然分娩的过程也会更快些。而孕期规律的锻炼也有益于孕妈妈在孕期保持身材，降低流产的发生率，减少分娩并发症的发生，更重要的是能缩短产程，有助于快速分娩，减少自然分娩时的痛苦，以及产道撕裂伤和产后大出血等可能。

运动可促进顺产

想要顺产的妈妈除了按照产科医生指定的日期做好产检，注意营养的同时控制体重外，平时也应该进行适当的锻炼，一些合理的运动可帮助孕妈妈顺利生产。

1. 侧腔呼吸。吸气时尽量让肋骨感觉向两侧扩张，呼气时则要让肚脐向背部靠拢。这样有助于加强骨盆底部和腹肌的收缩能力。

2. 力量型训练。如蹲举动作，孕妈妈双手自然下垂，两脚与肩同宽，脚尖正对前方，然后吸气往下蹲，蹲到大腿与地面呈水平，呼气站立。下蹲时，应注意膝盖不能超过脚尖，鼻尖不能超过膝盖。由于体重的增加，给膝盖造成了较大压力，蹲举类运动不仅可以锻炼腿部耐力，还有助于增强腹部和臀部收缩功能，增加生产时的力量。

3. 举哑铃、杠铃。托举小重量的哑铃或杠铃，可加强手臂忍耐力，增强腹部和腰部肌肉柔软性。

4. 放松运动。在床上或瑜伽垫上就可以轻松做到，如盘腿运动，孕妈妈在床上笔直坐好，双脚合十，用手拉向身体，双膝上下活动即可。这类运动可以放松耻骨联合与股关节，伸展骨盆底肌肉群，使其柔韧，能够在生产的时候让胎儿顺利通过产道。

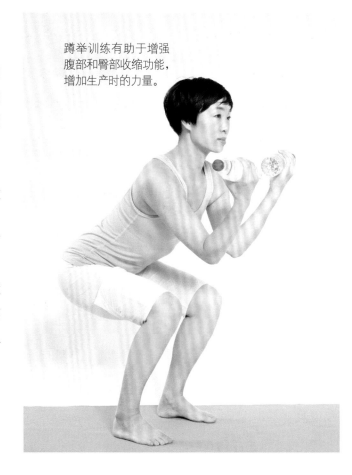

蹲举训练有助于增强腹部和臀部收缩功能，增加生产时的力量。

不想侧切，那就锻炼骨盆吧

现如今孕妈妈普遍缺少运动，产力和阴道收缩力不够，导致在自然分娩时胎宝宝分娩不出来。为了帮助胎宝宝顺利娩出，避免会阴撕裂，保护盆底肌肉，就需要侧切来"帮忙"。但是大部分顺产妈妈都惧怕侧切，要想不侧切，除了控制胎宝宝体重以外，还需要增加骨盆底肌的柔韧性和弹性。孕妈妈可以从孕中期（孕 32 周）开始，每天进行骨盆的锻炼，具体方法如下：

1. 孕妈妈或站立，或侧卧，或坐下，在吸气时保持盆底肌的自然状态，同时收紧会阴部肌肉，包括阴道及肛门的环状肌肉。你会感到盆底肌有被上提的感觉。上提到顶点时，保持这种状态 8~10 秒钟，然后放松几秒钟，再收紧。注意不要屏气，要匀速吸气和吐气。

2. 如果不确定方法是否正确，可以将一只干净的手指放入阴道，如果在练习的过程中，你的手指能感觉到受挤压的话，则表明锻炼的方法正确。

3. 也可以试着在小便的时候收缩肌肉，停一下。韧性良好的肌肉可以使分娩更轻松。

不可盲目爬楼梯

有许多孕妈妈认为"爬楼梯有助于顺产"，所以一怀孕就开始爬楼梯，可是，这对顺产真的有帮助吗？

孕产专家表示，在上下楼时，人的膝盖弯曲，承受的压力是正常行走的 3 倍，加之孕晚期体重较重，所以对膝关节不利。而且为了保持平衡，孕妈妈上下楼梯时身体会微倾，腰椎和腹部的压力增大，会对胎宝宝造成压力。所以孕妈妈在孕晚期不可盲目爬楼梯。

每天散步

在孕晚期，孕妈妈的行动不便，而散步对孕妈妈来说是最安全的，它温和，不剧烈，也不用耗费过多的体力。孕妈妈在散步的过程中，可以自己控制速度，避免突发情况的发生。

散步不但可以增强心肺功能，还可锻炼腿肌、腹壁肌、心肌。在散步的过程中，动脉血液的大量增加、血液循环的加快，对身体细胞的营养供给，特别是心肌的营养供给有良好的促进作用。同时，在散步时，肺的通气量增加，可以很好地促进新陈代谢。

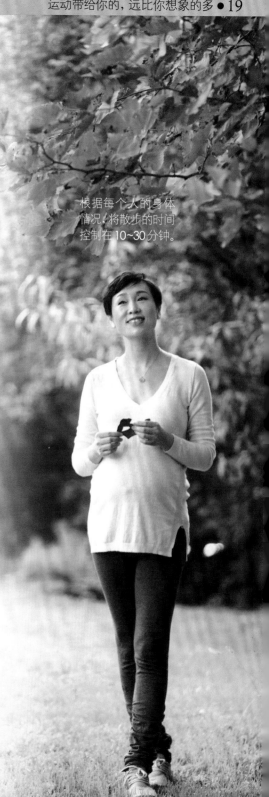

根据每个人的身体情况，将散步的时间控制在 10~30 分钟。

可以缓解腰酸背痛腿肿的运动

孕妈妈在怀孕后，身体会发生较大的变化：负担加重、易于疲劳、浑身酸痛、活动不便、心情常常会变坏等。而适当的活动，能调节神经系统功能，增强心肺功能，促进腰部及下肢血液循环，减轻腰酸腿痛、下肢水肿等不适症状。还能帮助消化、减少便秘、促进睡眠，使身体状况得到锻炼和优化。

抬高双腿，缓解水肿

大多数孕妈妈在怀孕时或多或少有一些水肿的现象，这是由于怀孕的过程中，孕妈妈体内的某些激素会削减肾脏排液的能力，多余的液体汇集到血液中，并且分散到各个组织，导致水肿。

如果孕妈妈在孕期出现双腿水肿的现象，可以将双腿尽量抬高。比如坐在沙发上时，可以将脚搁在矮凳上；躺在床上时，可以在双腿下面垫个被子或厚垫子来缓解。

除了抬高双腿外，孕妈妈还可以通过以下几种方法预防及缓解孕期水肿：

1. 控制体重增长。体重增长过多会让双腿承受更大的压力，从而引起水肿。

2. 保证饮水量。每天摄取充足的水分，这样可以使肾脏保持良好的工作状态。

3. 每天用温水泡脚。用温水泡脚可以促进孕妈妈的血液循环，起到一定的预防和缓解水肿的作用。

4. 采取左侧卧位。孕妈妈每天尽量使身体向左侧侧卧 20 分钟左右，这样可以促进血液携带营养流向胎盘，同时可以帮助孕妈妈的身体吸收掉多余的液体。

下压身体，缓解肩背部疼痛

孕中后期，孕妈妈经常会觉得肩背部发紧，疼痛。这时孕妈妈可以双手扶椅背，双脚分开与肩同宽，慢慢向后移动双脚，直到感觉双肩和侧腰的伸展后停下双脚，双手用力向下按压，颈部放松，目光自然向下看，拉长背部，打开腋窝，腿尽量保持伸直，体会身体的伸展。在体式中可停留 5~10 组呼吸后还原。

下压身体可以舒展背部肌肉，缓解疼痛。

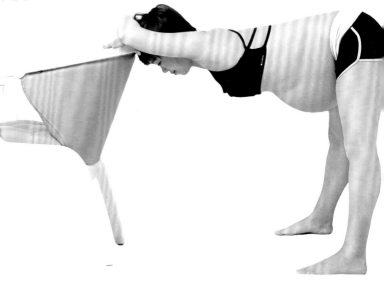

2 个小动作快速缓解背部压力

随着孕期的增加，体重和腹部的增长、增大，孕妈妈会感觉背部需要承受的力越来越大，时间长了还会隐隐作痛。这是因为身体其他部位的重量增加，尤其是腹部，会将孕妈妈的腰椎拉离原来的位置，这样给韧带带来了一定的压力，这些生理变化最终造成了怀孕期间最常见的问题——背部酸痛。

孕妈妈在孕期出现背部酸痛的症状时，首先要改正坐着时跷二郎腿的习惯，还有就是不要抬举重物，这些小动作都会加重背部的压力。孕妈妈可以试试下面 2 个小动作，能帮助孕妈妈快速缓解背部压力：

1. 靠墙站立。膝部放松，双脚稍稍分开。肩膀靠着墙壁，尽量将脊椎贴近墙壁，这样可以纠正走路时的驼背姿势，也可以使背部放松。

2. 耸肩。保持轻松状态，背部上提耸肩，或者转动肩膀和颈部，可以缓解后背疼痛。

转动身体，缓解肩颈不适

孕晚期，孕妈妈经常会感到脖子周围的肌肉发紧和肩胛骨处疼痛，尤其是保持一个姿势不动时，这种疼痛感会逐渐加重，还会随着分娩日期的临近，变得越来越严重。为了及早预防，孕妈妈平时在坐着的时候，可以时不时地向左后方转动肩颈，然后还原再转向右边，这个小运动可以放松颈部和肩部的肌肉，缓解紧张。注意要缓慢地转动，感到颈部或肩部的肌肉紧张时停止。

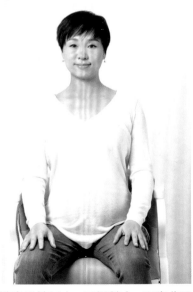 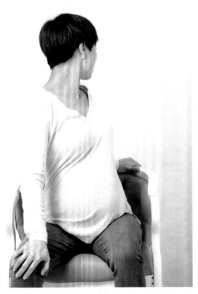 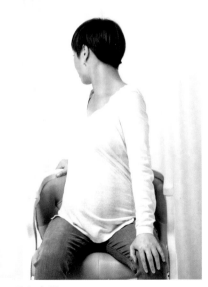

1. 端坐于椅子上，目视前方，双脚分开与肩同宽，手放腿上。

2. 左手扶椅背，右手扶右膝，身体向后转，目视正后方。

3. 反向亦然。

孕期运动让你告别抑郁

很多人都知道有"产后抑郁症",但对"孕期抑郁症"及其危害性却知之甚少,其实如果孕期抑郁症处理不好,危害性远远大于产后抑郁症,严重者还会危及孕妈妈及胎宝宝的安全。

导致孕期抑郁症的原因

生育期女性情绪波动较大,如果调节能力差,此时没有得到适当照顾,心理压力过大,就可能会表现出躁狂、抑郁等症状。

心理落差:怀孕后不能尽情享受美食,不能无所顾忌地逛街,不能再穿高跟鞋,有些孕妈妈会因此而闷闷不乐。

体内激素水平的显著变化:孕妈妈体内激素水平的显著变化,会影响大脑中调节情绪的神经传递素的变化。激素的变化将会使孕妈妈比以往更容易焦虑。

家族或本人的抑郁史:如果孕妈妈的家族中或本人曾有过抑郁史,那么就更容易患上孕期抑郁症;人际关系方面出现问题,这也是女性在孕期和产后患抑郁症的主要原因之一。

孕妈妈最常见的心理"坏习惯"

在孕期的不同时间,孕妈妈会有不同的心理"坏习惯",不是担心这,就是担心那。如果孕妈妈有以下几种"坏习惯",就要注意及时调整,让自己的心理得到放松。

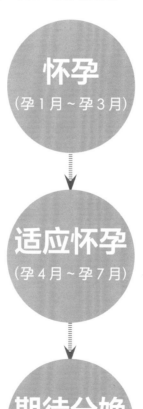

怀孕
(孕1月~孕3月)

▷ 过分担心宝宝的健康状况
▷ 质疑丈夫对自己的爱
▷ 敏感地猜疑家人的行为

适应怀孕
(孕4月~孕7月)

▷ 在丈夫、家人和朋友的过度呵护下,对别人的心理依赖性过强
▷ 虽然距分娩还有一段时间,但已开始感到焦虑和恐惧
▷ 经常无缘无故烦躁不安,并且乱发脾气
▷ 心情抑郁,时常无精打采

期待分娩
(孕8月~孕10月)

▷ 对是否能安全分娩产生焦虑
▷ 为宝宝的健康担忧,好奇宝宝的性别和相貌

运动不止舒缓身体，还有心灵

　　放松心情是精神问题得以解决的最佳途径。孕妈妈除了选择远离居室、工作场所，和家人、朋友外出旅行、找朋友聊天或看电影、照相、听音乐、逛商场等，做运动也可以很好地转移孕妈妈的注意力，以此消除、缓解抑郁症的影响。如果孕妈妈平时的运动时间每天不足15分钟，运动次数也很少，那么孕妈妈从运动中获益的机会就会减少。如果孕妈妈能在亲人的陪伴下，经常出去走走，或参加休闲运动，将会发现外面的世界很美丽，心情也会随之变得开朗，每天都会有一个好心情。

冥想瑜伽，放松，放空

　　瑜伽的核心是冥想。冥想是一种清醒而又警觉、平静而又专注的状态。冥想能培养一种满足和平静的情绪状态，使人精神放松，并且能调节血压。它还能启动副交感神经系统，从而平息体内的躁动情绪，清除肌肉中不必要的张力，帮助调节呼吸频率。如果每天练习5分钟到1小时冥想，对缓解压力是很有帮助的。

　　所以冥想是确保孕妈妈身体与精神两方面都受益的方式，冥想能使孕妈妈性情平和，消除因为怀孕而产生的一系列心理问题，尤其是在防治孕期抑郁症方面效果显著。一般认为，瑜伽体位是为了更好地冥想而进行的准备活动，因为姿势、呼吸和放松能消除身体的紧张情绪，调理神经系统，从而使冥想时身心更加安宁。姿势和呼吸还能让大脑注意力更加集中，并专注于当下，从而达到冥想的最终目的。

为冥想做好准备

◆ 选择适合个人背景、性情和专注力的冥想。
◆ 冥想的最佳时间是早上3~6点和下午5~8点。
◆ 冥想的最好时机是在瑜伽动作做完后，放松练习之前。
◆ 选择一个固定的地方进行冥想训练，环境应该安静、整洁、舒适。
◆ 准备专用的衣服和垫子，注意要经常清洗。
◆ 出现杂念，任由它们去，因为这也是真我的一种体现形式。

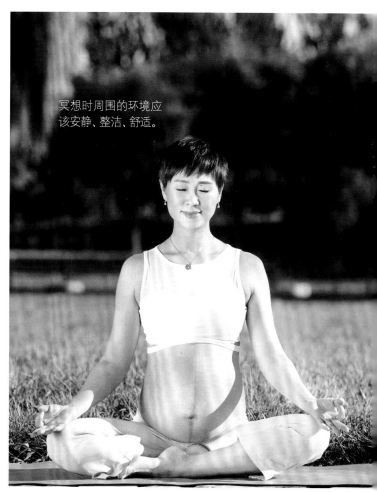

冥想时周围的环境应该安静、整洁、舒适。

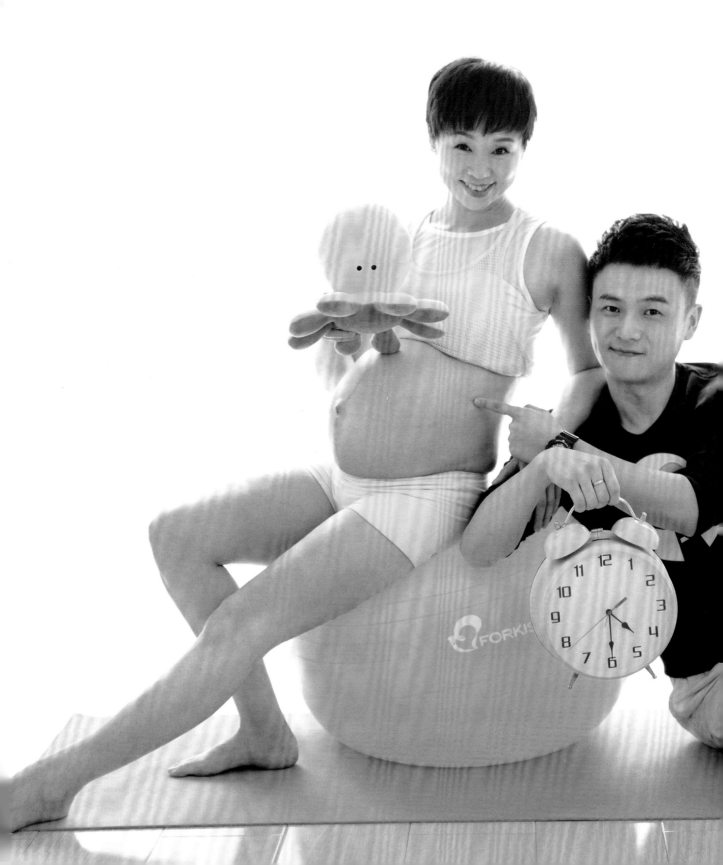

孕1月
身心随时为受孕做准备

如果想要一个宝宝，那么现在就要做好准备。调整身心状态，以积极的心态、健康的生活习惯、强健的身体迎接宝宝的到来。除了改变以往无规律、不健康的生活习惯外，现在也需要通过舒缓的运动来调整自身的身心状态，使自己拥有良好的体格和心情，迎接宝宝的到来。此时胎宝宝刚刚扎根，着床不稳，因此运动时要注意降低运动强度，适当减少运动量。

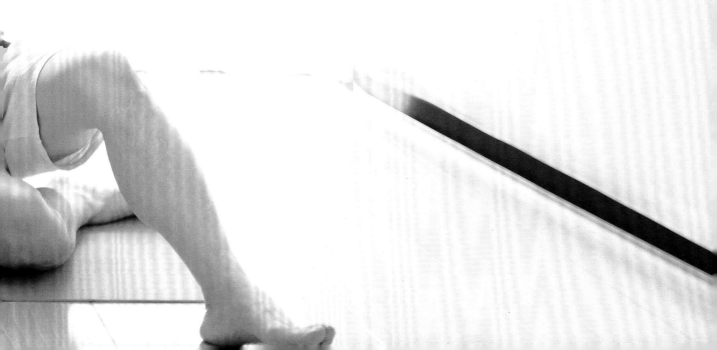

剑慧老师怀孕体会

其实我并没有想再要一个宝宝的打算，所以这次意外怀孕后，我一直处于纠结之中，即便多年坚持运动，有一个好的身体底子，但糟糕的情绪却让我整个人无精打采。相信不少二胎孕妈妈和我一样是意外怀孕，在怀孕之初被纠结、害怕、担心等负面情绪包裹。下面这几个动作是我自己放松身心时会做的，分享给大家，希望情绪不好的孕妈妈可以尽快走出情绪阴霾，拥抱崭新的一切。

盘坐调息

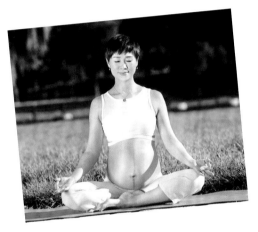

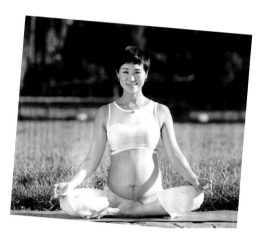

1. 双腿简单交盘，感受背部的力量向上坐高，也可在臀部下方垫一条毛毯或软垫（帮助背部更加轻松向上），双手自然地放于双膝上或者放于腹部感受宝宝的存在，轻轻闭上双眼，所有意识向内收，找到自然呼吸。

2. 吸气时，肋骨自然向外扩张，不要做得过满，呼气时肋骨自然向内收，找到身体的包裹感。保持3~5分钟，然后慢慢睁开眼睛。

剑慧老师 10分钟放松操

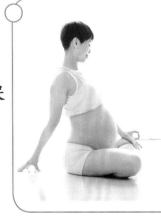

冥想可以贯穿整个孕期

冥想是一种最简单的放松运动，可以随时随地进行，不仅能帮助孕妈妈赶走不好的情绪，还能让胎宝宝感受到孕妈妈平和的内心世界，增加安全感。在冥想时孕妈妈要注意以下几点：

(1) 每次呼吸要自然舒适，不可屏息。

(2) 初学者可以从3分钟开始，慢慢加长练习时间。

(3) 若感觉背部酸痛或疲惫，可以选择靠着墙面或是床头来完成。

(4) 对于孕早期的孕妈妈，若感觉紧张，可以在前几次呼吸时，通过鼻子吸气、嘴巴呼气，做3~5次后，通过鼻腔自然地呼吸。

本月运动安全指导

孕 1 月，生命的种子正在生根发芽，很不稳定，所以孕妈妈不要做剧烈的运动，否则会影响他扎根生长。在这个月里，孕妈妈可以进行一些缓和的运动，如散步、慢舞、简单瑜伽和伸展操等，可以带给胎宝宝充足的养分，促进胎宝宝健康成长。

> 怀孕期间，适当、适度的运动对孕妈妈和胎宝宝来说都十分有利。但孕期锻炼要讲究方式、方法，不可盲目地进行，运动时要保证安全。在选择运动项目方面，应尽量选择散步或是做一些具有修复作用的瑜伽体式，这样的运动有助于缓解孕妈妈此时由于激素水平改变而带来的不适。

运动幅度不可过大

严格意义上讲，孕 1 月的前两周是月经期和排卵期，后两周才是受孕怀孕期。不过即便是成功受孕，此时的孕妈妈也大多没有什么感觉，但有些敏感的孕妈妈会出现疲劳、嗜睡、体温升高或是乳房胀痛等现象。因为此时在孕妈妈肚子里的只是一个小小的胎芽，尚不稳定，所以这个时期的运动切忌幅度过大，可选择散步或是修复性的瑜伽体式来帮助缓解由于激素水平改变带来的不适。

不适合做运动的孕妈妈

并非所有的孕妈妈都适合做运动。如果有心脏病，或是有肾脏泌尿系统的疾病，或是曾经有过流产史，是不适合做孕期运动的。如果孕妈妈阴道出现了不规则出血或下腹疼痛等现象，是绝不能做任何运动的，必须静养。

不同孕期的运动方式

孕妈妈在选择运动项目时不能只从自己的兴趣、爱好出发，而是应该考虑到活动的强度，尤其在孕早期 3 个月和孕晚期 3 个月，应严禁做跳跃、旋转等激烈、大运动量的锻炼，以免引起流产和早产。

在整个怀孕期间都应避免腹部挤压、剧烈震动腹部的运动，如快跑、跳跃、仰卧起坐、跳远、突然转向等。那些易发生危险的运动，如滑雪、潜水、骑马等也不要参加。

孕妈妈可以选择散步、慢舞、游泳、孕妇瑜伽、孕妇操和孕晚期的分娩操、太极拳等运动。

适合孕1月的运动

夫妻背靠背扭转，保持一天好活力

怀孕不是孕妈妈一个人的事情，准爸爸也要积极参与，可以在闲暇时和孕妈妈一起运动，不仅能缓解一天的疲惫，还能增进夫妻感情，何乐而不为呢？

1 夫妻二人背靠背盘坐于瑜伽垫上，感受背部的贴合与彼此的温度，体会相互支撑与扶持。

小提醒： 运动时尽量在瑜伽垫上或是较硬的床上进行，否则会失去运动的效果。

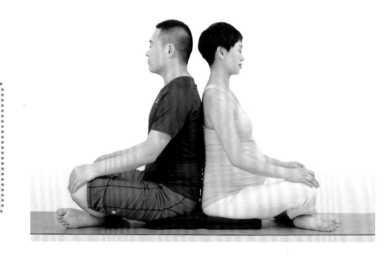

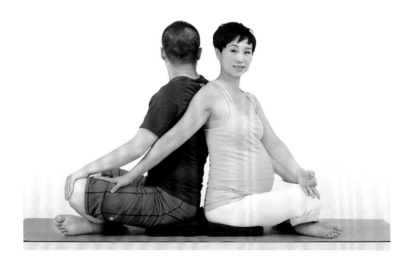

2 吸气时彼此依靠着向上坐高，呼气时孕妈妈向右扭转，右手尽量向后放在伴侣的膝盖上，左手搭在自己的右膝上（孕妈妈也可以将左手留在左膝上）。

小提醒： 在扭转的过程中背部依然保持贴靠，呼吸保持自然舒适。

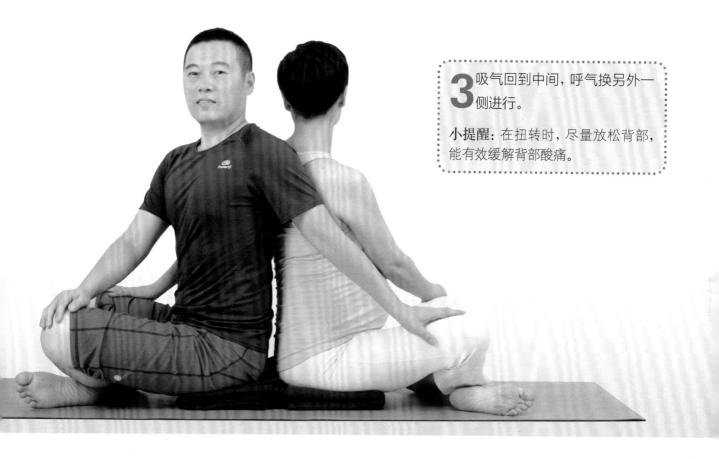

3 吸气回到中间，呼气换另外一侧进行。

小提醒： 在扭转时，尽量放松背部，能有效缓解背部酸痛。

做不到怎么办

剑慧老师来支招： 在扭转的过程中，夫妻二人要始终保持背部紧靠。扭转的动作要缓慢，如果不能放到对方的膝盖上，放在大腿上也是可以的。

坚持就会有成效： 夫妻二人要坚持做这组运动，不要三天打鱼两天晒网。这样可以帮助夫妻二人运动，还可以增进彼此的感情，缓解背部酸痛。

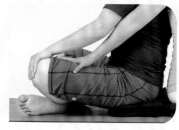

你来我往，夫妻甜蜜指数升级

下面这组运动，不仅能帮孕妈妈伸展手臂和背部，缓解不适，还能锻炼夫妻二人之间的
默契度，增进夫妻的感情。

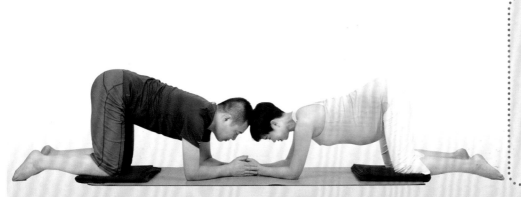

1 夫妻二人在肘膝位上做好准备，膝盖下垫毛毯，头顶轻轻地挨在一起，准爸爸双手包裹住孕妈妈的双手，体会彼此的亲密无间。

2 孕妈妈吸气时向后移动，同时，准爸爸呼气时向前移动身体，此时要感受彼此均匀的呼吸。

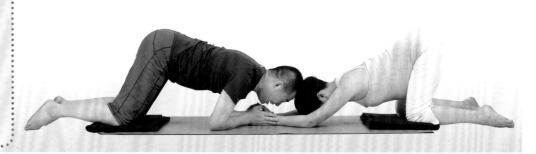

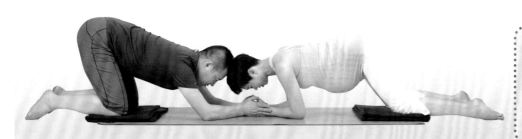

3 之后交换移动的方位，准爸爸吸气向后，孕妈妈呼气向前。

心灵相守，夫妻共同放松身心

平时工作忙，夫妻之间交流的机会可能很少。心灵相守，在放松身心的同时，还能让孕妈准爸感受彼此的内心，让彼此更默契。

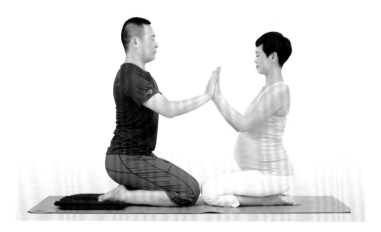

1 夫妻二人面对面跪坐，双膝轻轻贴在一起，手心彼此贴合，通过双手，将两颗心贴得更紧。

小提醒：如果感觉脚踝前侧特别疼痛，可以在双脚中间坐一块砖或毛毯。

2 观察彼此的呼吸，在呼吸间相互引领着对方将双手上下左右地移动，可以闭眼来感觉一下彼此的默契。

小提醒：跪坐的双腿和双脚受到重力的作用，充分拉伸大腿前侧与脚踝前侧，更好地促进血液循环，缓解疲劳。

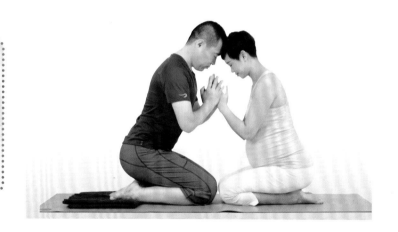

做不到怎么办

剑慧老师来支招：有的夫妻总是掌握不好力度，不是头顶头时用力过猛，就是过快，这样很容易造成不适。正确的方法是慢慢用力，使受力方的身体有个适应的过程。

坚持就会有成效：准爸爸不要因为一时兴起，和孕妈妈运动一两次就放弃了，可以每个星期抽出一两天和孕妈妈一起做做运动，一起保持身体健康。

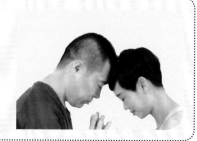

明星私教 VIP 课程：保持孕期好状态

婴儿式，帮大龄女性预防卵巢早衰

婴儿式是模仿胎宝宝在母体中的姿势，膝盖蜷缩在腹部下面，用抱枕支撑胸部、肩部、颈部，让人感觉舒适放松，还能帮助大龄女性预防卵巢早衰。同时，在孕晚期感觉宫缩时也可采取此姿势，能帮助孕妈妈缓解疼痛。

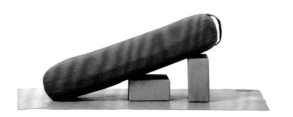

跪 坐在瑜伽垫上，臀部向下放松，坐在脚跟上，抱枕放于身体前侧，双手环抱抱枕，将脸侧向一边，颈部、肩膀、背部、臀部及双腿都放松，感受更多舒适感，保持这个姿势 3 分钟以上。

小提醒： 如果臀部无法坐在脚跟上或处于孕晚期，可以在抱枕前端下方放置一块瑜伽砖；在运动中要保持均匀平稳的呼吸，对身体出现的腰背酸痛、肩膀紧张都有很好的放松效果。

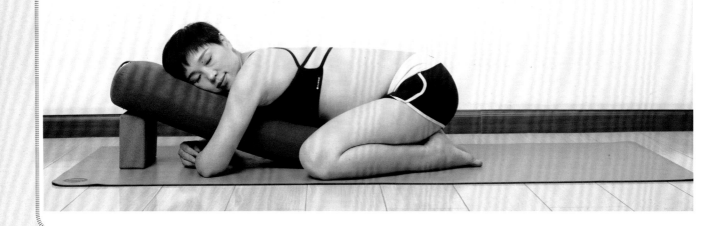

球上 10 分钟，度过孕期不留后遗症

通过分娩球可以帮助孕妈妈锻炼盆底肌和括约肌，以预防怀孕后期因腹部压血给孕妈妈带来疼痛感。

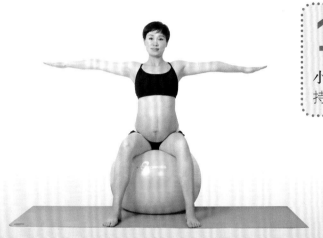

1 端坐于球上，双脚分开宽于肩膀，稳定双脚与双腿，脊柱向上延伸。

小提醒： 孕妈妈坐在球上时，除了要保持身体平衡外，更要注意安全。

2 吸气时手臂平举，手指立起将掌根向两侧推出，随着呼吸的节奏分别做向前（12 次）向后（12 次）划小圈的练习。

小提醒： 在练习过程中尽量不要将手臂放下，仔细感受手臂的力量与酸胀感。

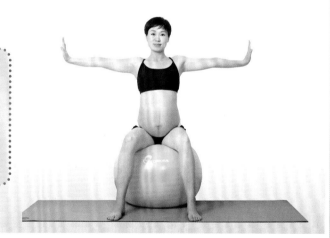

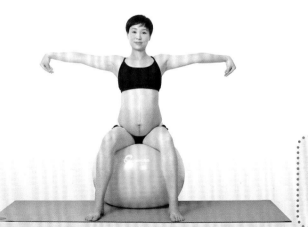

3 结束后将手指向下向内收拢，手腕向上提起，继续前后划圈练习。

小提醒： 在划圈的时候也要保持身体平衡。

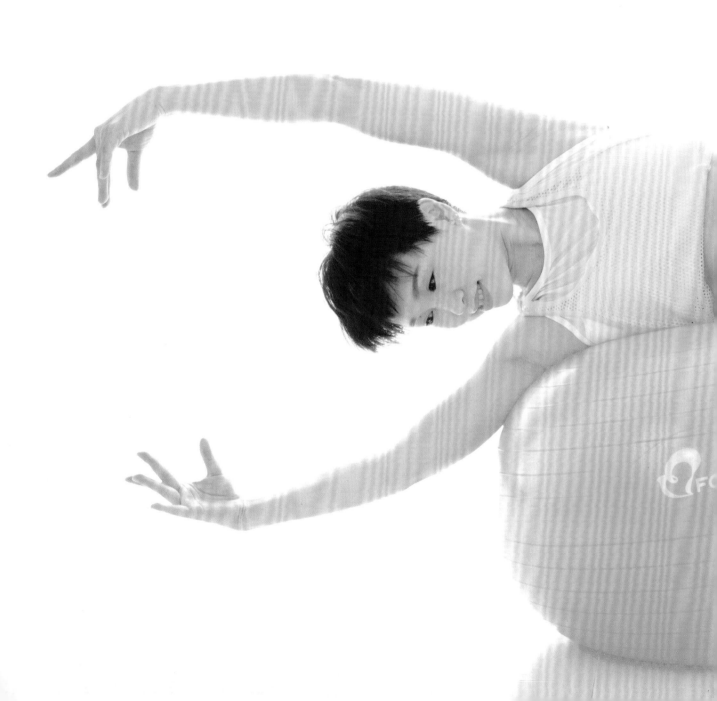

孕2月
要运动，更要安全

　　孕2月，胎宝宝通过种种方式提醒孕妈妈自己已经来了。但此时胚胎着床还不稳定，孕妈妈要事事小心，早孕反应也已经悄悄来到孕妈妈身边，但是孕妈妈仍要坚持运动，通过运动可以缓解孕吐及其他不适，不过也要注意安全。此时的运动宜舒缓，可以继续以孕1月的散步、孕妇瑜伽为主。从现在开始，孕妈妈和刚刚扎根的胎宝宝一起"动"起来吧。

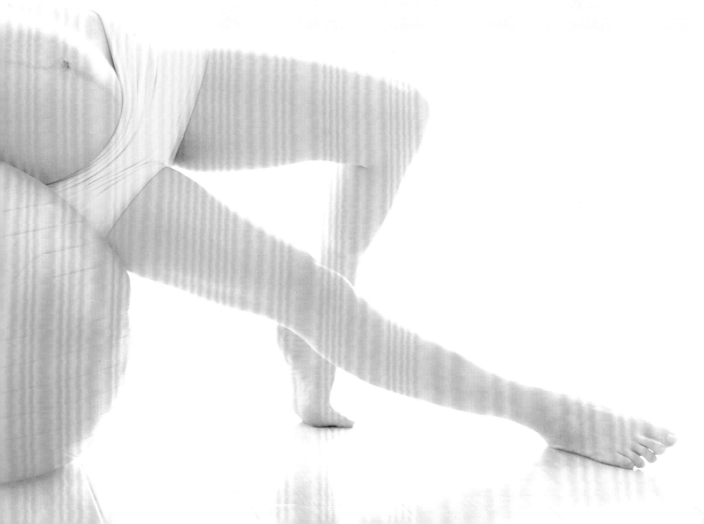

剑慧老师怀孕体会

　　和大部分孕妈妈一样，此时孕吐已经和我纠缠不清了。在怀头胎时我并没有出现早孕反应，而现在却吐的一塌糊涂，尤其是每天早上起床刷牙时，一种恶心感"扑面而来"，每次都会持续好一会儿，那种感觉实在是太难受了。下面的一些小动作和生活细节可以帮助孕妈妈缓解早孕反应带来的不适，孕妈妈可以试一试。

雷电坐

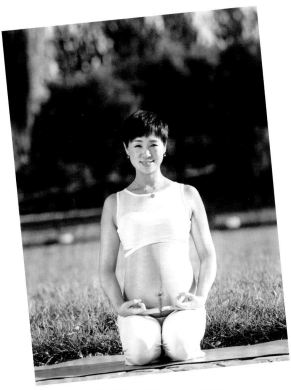

1. 双膝并拢弯曲跪地，坐在脚跟上，双手放松落在大腿上方，手心向上，手肘自然弯曲，背部向上坐高。

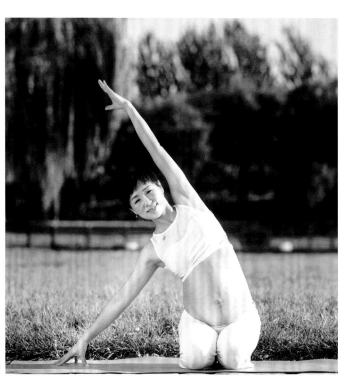

2. 吸气时左手臂向上伸展，呼气时向右侧弯曲，右手选择舒适的距离撑地，给予支撑，在此步骤停留3组呼吸。

剑慧老师
10分钟放松操

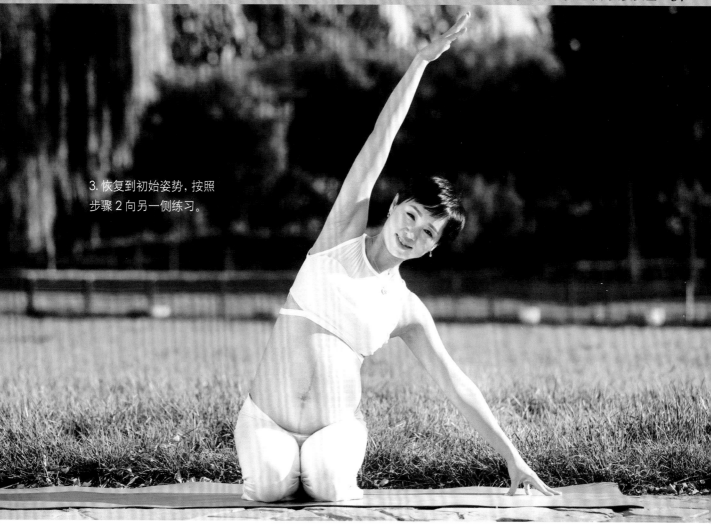

3. 恢复到初始姿势，按照步骤 2 向另一侧练习。

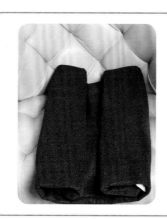

饭后练习这组运动可帮助消化

　　做此运动时，如果感觉脚踝和膝盖压力太大，可选择在双膝盖窝后侧垫一条毛毯来缓解。而侧肋的打开，更利于孕妈妈找到呼吸的空间感。这套运动不仅能预防和消除腿部的疼痛和肿胀，缓解疲劳，还能帮助消化，孕妈妈可在吃完饭后直接练习。

本月运动安全指导

本月，孕妈妈应该已经得知了怀孕的好消息，但此时胚胎着床不够稳定，烦人的孕吐也开始找上孕妈妈，所以此时的运动宜舒缓，像散步、孕妇操、孕妇瑜伽等都是不错的选择。

> 本月进行适度运动能缓解孕妈妈的疲惫、乏力，还可以缓解孕吐带来的困扰。此时胚胎才刚刚着床，不太稳定，因此要选择轻柔的运动，或以修复性的练习为主，运动后可以让准爸爸帮忙按摩放松。孕期坚持运动能帮助孕妈妈控制体重的增长，使孕妈妈和胎宝宝更健康。

有流产迹象的孕妈妈不可盲目运动

如果孕妈妈在运动时或平时发现自己阴道有少量流血，下腹有轻微疼痛和下坠感或者感觉腰酸，可能就是先兆流产，也是胎宝宝传递的"危险信号"。这时孕妈妈要卧床休息，不要再走动，更不可继续运动；保持情绪稳定，避免紧张。如果经过休息后，引起流产的原因消除，出血停止，那说明胚胎正常，不用太紧张，但要注意休息，不要不管不顾地进行运动。如果情况没有改善，反而更严重，就要立即就医。特别注意的是孕妈妈千万不要自行服用保胎药保胎，因为导致先兆流产的原因有很多，若不能按病因服药，会对胎宝宝造成不利影响。

孕吐可以通过运动缓解

不少孕妈妈在怀孕初期会出现孕吐反应，严重的几乎每天都吐得一塌糊涂。很多孕妈妈呕吐后，病恹恹地整日卧床，反而使早孕反应更严重。其实，孕妈妈适当地做些运动能减轻孕吐反应，但在孕吐厉害时不要强迫自己做运动，可以坐下来休息一会儿，看看周边赏心悦目的事物，也可以置身于户外的美景中，去公园散散步，让自己静下心来，细细体会自然世界的美妙，这样不但能起到锻炼效果，也是不错的胎教方式。

不过孕妈妈散步的地点要有所选择。有的孕妈妈因居住环境限制，只能在车辆川流不息的马路上散步，但汽车尾气中不乏致癌、致畸物质，严重影响着孕妈妈及胎宝宝的健康，在这种地方散步，不仅起不到应有的作用，反而对孕妈妈和胎宝宝的健康有害。

花草茂盛、绿树成阴的公园是孕妈妈散步的理想场所。这些地方空气清新、氧气浓度高，尘土和噪音少。孕妈妈在这样宜人的环境中散步，无疑会身心愉悦。如果实在没有条件，孕妈妈也可以在自家周围选择一些清洁僻静的街道作为散步地点。

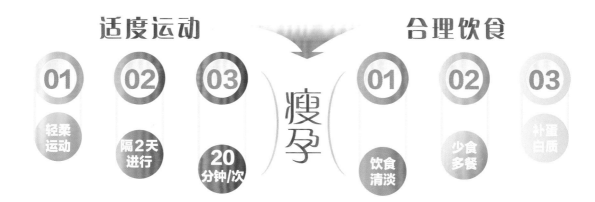

适度运动

01 轻柔运动

02 隔2天进行

03 20分钟/次

瘦孕

合理饮食

01 饮食清淡

02 少食多餐

03 补蛋白质

运动间隙吃点水果

如果孕妈妈运动不剧烈，只是少量的有氧运动，那么运动间歇可以吃点水果。不仅能帮孕妈妈补充体力，也能适当地补充一些水分。

◆ 体力不支时，可以吃香蕉、橙子。

◆ 口干眩晕时，可以吃哈密瓜、草莓、甜瓜。

◆ 疲劳乏力时，可以吃西红柿、葡萄柚、葡萄。

◆ 四肢无力时，可以吃樱桃、芒果、苹果。

但在运动后，不建议立即食用水果，否则会引起胃酸、消化不良等症状。待运动完半小时后，气息均匀了才可以吃水果或喝水。

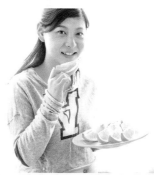

橙子中的糖分可以缓解运动时体力不支带来的疲劳感。

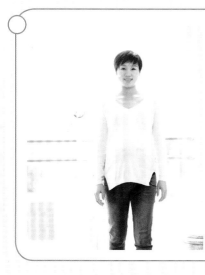

孕妈妈做运动不能太"过"

孕妈妈在运动时要根据天气情况选择进行室内运动还是室外运动。天气状况良好时，要尽可能地进行室外运动。室外运动可以让孕妈妈晒晒太阳，补充维生素D，促进钙的吸收，降低孕妈妈患骨质疏松和胎宝宝患佝偻病的概率。此外，室外运动可以让孕妈妈呼吸到更多的新鲜空气，对心肺功能有很好的调节作用。而当遇到炎热、寒冷、刮风、雾霾或者下雨下雪等恶劣天气时，为了不中断运动，孕妈妈就要选择室内运动了。此时可以选择广播操、孕妇操或孕妇瑜伽等运动，适时适度地做，效果不减。

适合孕 2 月的运动

别偷懒，每天坚持散步

散步是一项随时随地都可以进行的锻炼方式，孕期常散步，可促进孕妈妈身体血液循环，增强腹部肌肉及骨盆肌肉和韧带的力量，有利于顺产。不过孕期散步也有一些注意事项：

不去闹市散步。这些地方的空气中汽车尾气含量很高，过多吸入会对胎宝宝的大脑发育造成影响。

散步刚开始时最好将步子放慢一些，散步距离约1 千米，先每周 3 次，后逐渐增加距离。

散步时尽量避开有坡度或有台阶的地方，特别是在孕晚期，以免摔倒。

天气太热时不要去散步，夏季不宜在上午 10 点至下午 3 点之间去散步，以免暑热伤身。

散步时要穿舒适宽松的衣服和舒服的鞋。最好由准爸爸陪同，除了保证孕妈妈安全外，还可以增加夫妻间的交流，培养准爸爸对胎宝宝的感情。

上班途中也运动

平时在上班途中坐车、走路都是一种运动锻炼的方式。不过上班途中，孕妈妈要注意安全，切忌被撞、挤、推、绊。

孕妈妈上班途中宜慢行，并眼观六路。路上行人较多，别人可能注意不到你，如果对面有行色匆匆的行人走过来，要提前避让，免得他撞过来时躲之不及。

乘坐公交车的孕妈妈，上车后最好找个座位。因为公交车后部比前部颠簸得厉害，所以应选择前面的座位。尽量选择空气流通比较顺畅的位置，避免空气污浊加重恶心感。另外，尽量与公司沟通，调整上下班时间，避开早高峰和晚高峰。

简单家务也是运动

孕期只要身体没有不适症状，是可以量力而行做一些家务的。孕妈妈可以做擦抹家具、扫地、拖地等家务，但不可登高，不可上窗台擦玻璃，更不要搬抬笨重家具；擦抹家具时，尽量不要弯腰。孕晚期更不可弯腰干活。洗衣时如果孕妈妈使用搓衣板，不要让搓衣板顶着腹部，以免胎宝宝受压；不宜使用洗衣粉，最好使用性质温和的洗衣液或皂粉，并使用温水；晾晒衣服时不要向上用力伸腰。

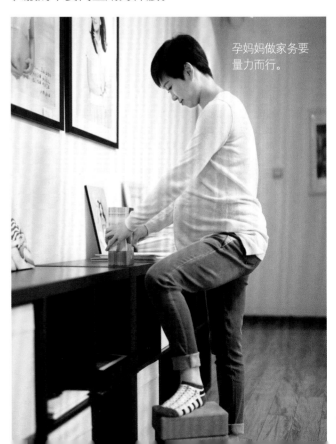

孕妈妈做家务要量力而行。

抱球婴儿式，舒展整个身体

孕 2 月，大部分孕妈妈会被孕吐、疲劳、乏力等早孕反应所折磨。抱球婴儿式，
可以帮助孕妈妈缓解孕吐以及身体的疲劳感，让孕妈妈放松身体。

跪坐在垫子上，臀部向下放松，坐在脚跟上，分娩球放于身体前侧，双手环抱于球上，将脸侧向一边，颈部、肩膀、背部、臀部及双腿都放松，随着呼吸左右摇摆身体，以找到最放松与舒适的姿势。

小提醒： 相较于孕 1 月的婴儿式，抱球婴儿式减少躯干向下俯身带来的胃部不适或恶心，利于有早孕反应的孕妈妈进行休息与修复。

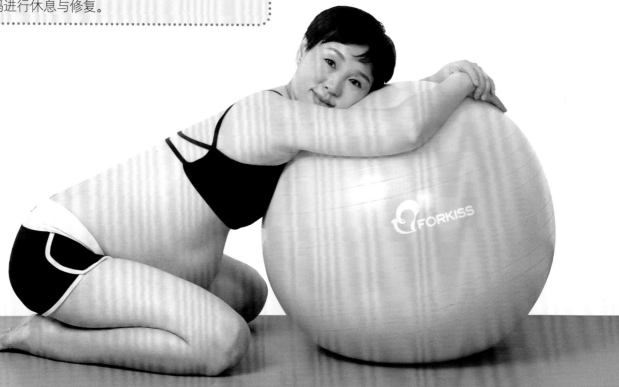

明星私教 VIP 课程：缓解早孕不适

跪坐伸展，轻松缓解孕吐

在孕早期孕妈妈会出现恶心、呕吐和疲劳等症状。不妨在饭后半小时后做做跪坐伸展
运动，能促进消化，还能加速胃部和胸腹部的血液循环，
增加胃部和胸腹盆腔的空间，缓解孕吐。

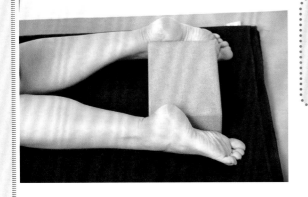

1 在双脚中间准备好一块瑜伽砖，双膝并拢跪在垫子上，双脚分开放在瑜伽砖的两边，用手将小腿的肌肉向两侧和后侧推开，再向后坐在瑜伽砖上。

2 坐在瑜伽砖上，小腿胫骨和脚踝向下推向地面，背部向上直立，胸腔上提，双手放在大腿上，保持 1 分钟。

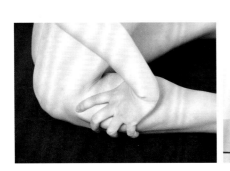

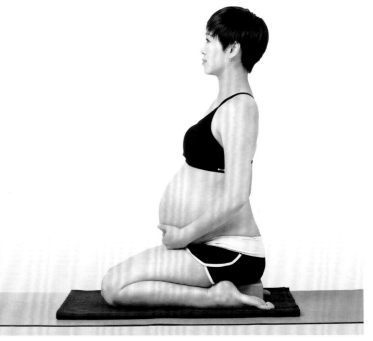

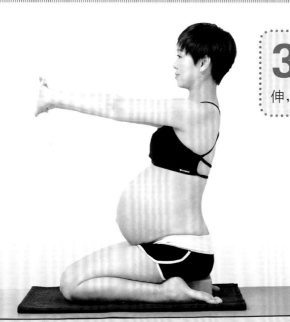

3 保持跪姿不变，双手在胸前交叉，翻转，手臂伸直，向前拉伸，感受肩背部拉伸，保持 1 分钟。

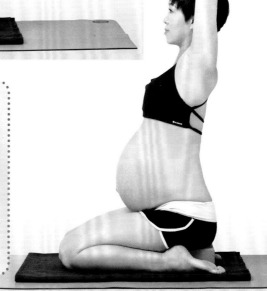

4 将双臂慢慢向上举起，举过头顶，向上拉伸，感受胸腔的舒展，保持 1 分钟，慢慢放下，还原后算 1 组。做 3 组。

小提醒： 在练习时，孕妈妈要根据动作保持均匀的呼吸，因为是坐姿，孕妈妈可以尽量保持时间长一些，持续 10 分钟后起来活动一下。

做不到怎么办

剑慧老师来支招： 刚开始练习时，可能孕妈妈的腿部容易发麻，可以将腿伸直按摩、休息片刻，再接着练习。

坚持就会有成效： 经过几次练习下来，孕妈妈可以延长练习的时间，从每天 10 分钟，延长至 20 分钟即可。伸展运动也可适当地延长停留时间。

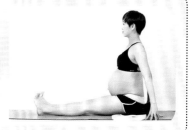

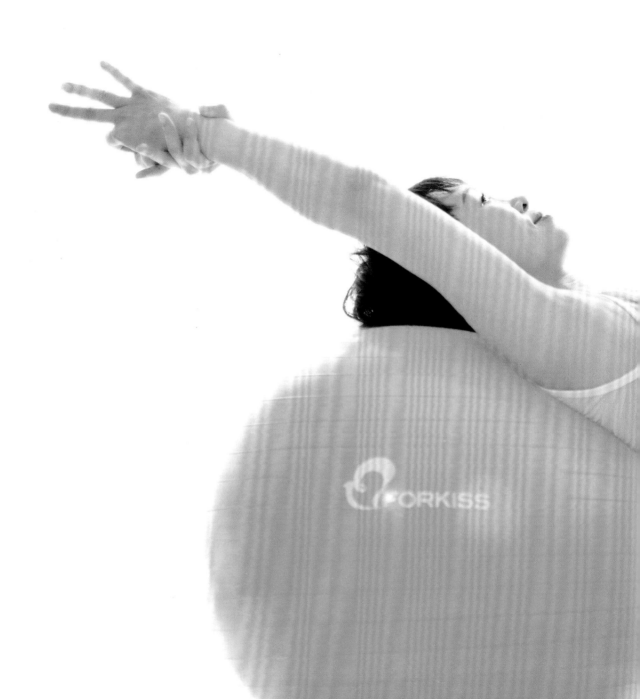

孕3月
以舒缓的放松运动为主

孕3月，孕妈妈还没有度过不稳定的孕早期，胎宝宝仍然处于胚胎阶段，特别是胎盘和子宫壁的连接还不稳固，如果此时孕妈妈运动不当，会使子宫受到震动，影响胎盘与子宫壁的连接。所以，本月孕妈妈的活动还是要以舒缓的放松运动为主，活动幅度宜小不宜大，像跳跃、扭曲或快速旋转等运动千万不能做。

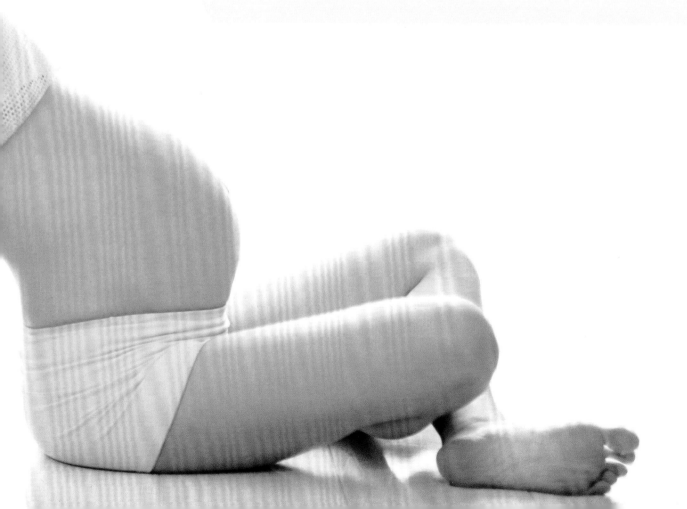

剑慧老师怀孕体会

此时孕吐使我饱受"折磨"。坐地铁、空腹刷牙这些都会加重我的呕吐感。面对身体的不适，我想有很多孕妈妈和我一样，会觉得委屈，不知道宝宝的来临是好是坏？但这期间多亏有我女儿逗逗的鼓励，因为她一直盼着能有弟弟或妹妹。而当看到我呕吐难受的样子，她会过来拍拍我的背，安慰我。也正是因为她，让我能平静下来，坦然接受肚子里的小家伙。

拉椅子

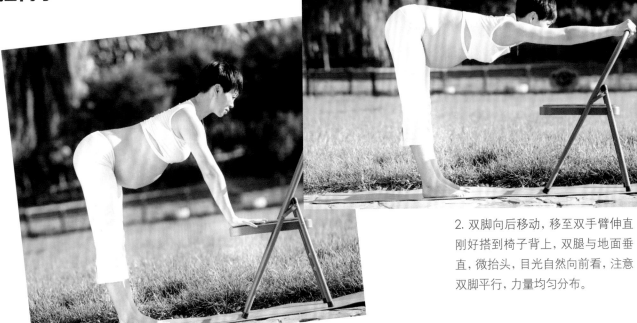

1. 双手扶住椅子座，双脚分开与肩同宽，双脚外侧平行于瑜伽垫边缘。

2. 双脚向后移动，移至双手臂伸直刚好搭到椅子背上，双腿与地面垂直，微抬头，目光自然向前看，注意双脚平行，力量均匀分布。

剑慧老师
10分钟放松操

特别提醒：为了安全，孕妈妈一定要选择稳定性高的椅子。

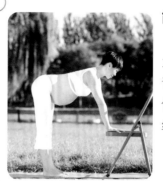

简单易做，缓解孕妈妈气短、疲劳

随着孕期的增加，孕妈妈的肚子会越来越大，有时会出现气短、疲劳等不适，此时，不妨试着练习这套动作。可以帮助孕妈妈促进脑部供血，缓解气短和过度疲劳，增强神经系统功能，缓解背部疼痛。

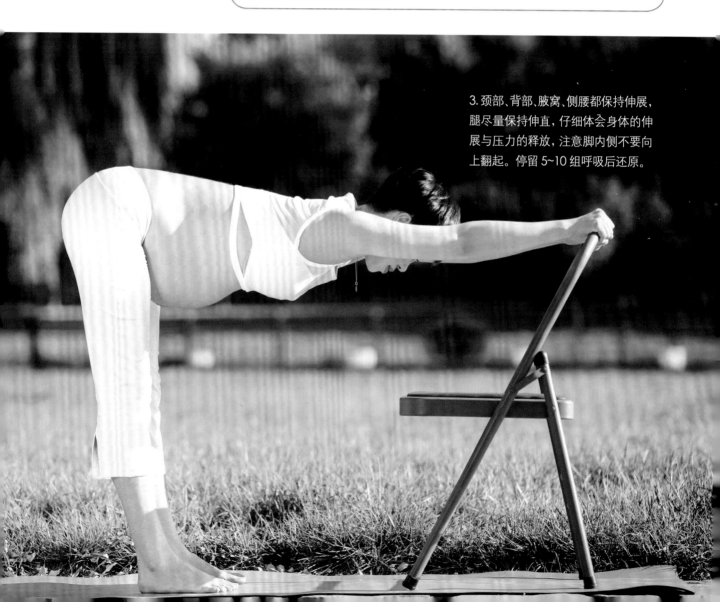

3.颈部、背部、腋窝、侧腰都保持伸展，腿尽量保持伸直，仔细体会身体的伸展与压力的释放，注意脚内侧不要向上翻起。停留5~10组呼吸后还原。

本月运动安全指导

本月，有些孕妈妈的孕吐已经好转，但有些孕妈妈却越来越严重。虽然受孕吐烦扰，但是还要坚持运动。此时进行轻缓的运动不仅可以适当缓解孕吐，还可以增强孕妈妈的身体素质。但是仍然不可进行跑、跳等剧烈且容易失去平衡的运动。

> 孕期瑜伽也是适合整个孕期的运动，它可以帮助孕妈妈活动全身，帮孕妈妈减轻身体的不适，还可以增强局部的肌肉锻炼，让孕妈妈能够顺利分娩。同时，孕期瑜伽还对孕妈妈稳定情绪和心态有一定的辅助作用，让孕妈妈放松身心，轻松度过孕期时光。

一周三四次的运动频率刚刚好

孕期运动的目的是增强关节的柔韧性，增加肺活量，促进血液循环，减少早产，增加顺产的概率。但并不是靠运动来锻炼肌肉，更不是减肥。所以孕妈妈的运动频率不要过多，每次运动的时间也不宜过长，不用每天运动都把自己搞得大汗淋漓，这样不仅感觉疲惫，还容易感冒。所以为了自身和胎宝宝的健康，孕妈妈一周运动 3 次，频率刚刚好。每次运动 10~15 分钟就可以了，不要超过 20 分钟，否则会感到疲倦。

注意，瑜伽和孕期瑜伽大不同

孕期瑜伽不同于普通的瑜伽。孕期瑜伽主要的锻炼重点在肩背、脊椎及下盘的活动，可以增强体力和肌肉张力，增强身体的平衡感，提高整个肌肉组织的柔韧度和灵活度，除了能有效舒缓孕期的腰酸背痛及不适外，也能增强孕妈妈下腹及大腿的力量，使生产变得容易许多。而针对腹部练习的瑜伽可以帮助孕妈妈产后重塑身材。练习瑜伽还可以让孕期变得轻松，并有助于孕妈妈在产前保持平和的心态。

孕妈妈散步有讲究

散步不受时间、地点的限制，只要想就可以。而且只要方法得当，孕妈妈会感到身体得到彻底的放松，连心情也会变得开阔起来，胎宝宝也会感到舒服不少呢！

◆ 饭后散步：吃完晚饭半小时后，可以邀上准爸爸或家人一起去散散步。注意步伐不要太大，双臂自然摆动，自我感觉舒适就好了。如果所处环境空气很好，可以试着深呼吸，锻炼将来分娩时所需要的呼吸技巧。

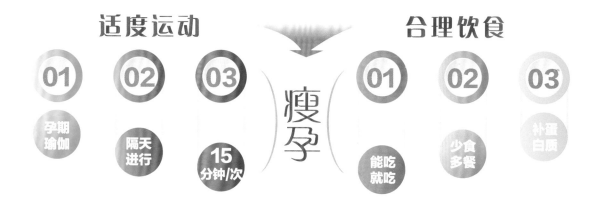

适度运动

01 孕期瑜伽

02 隔天进行

03 15 分钟/次

瘦孕

合理饮食

01 能吃就吃

02 少食多餐

03 补蛋白质

◆ 快慢结合：孕妈妈在散步时可以有意识地这样做，首先，慢慢地走动热身，大概 10 分钟就好；然后，步伐可稍微加快点，走一两分钟即可；再快步行走 2 分钟左右。就这样循环走步，结束之前最后慢走 5 分钟。坚持时间长了，可以锻炼腿部肌肉力量，帮助自然分娩。

◆ 加上肢体动作：在进行快慢结合的散步时，孕妈妈可以在此基础上适当添加肢体动作，加强全身肌肉的运动。比如活动手臂等。

◆ 做好防护措施：穿上合适的运动鞋，这样可以保护好孕妈妈的脚踝和足弓；如果是天气晴朗的白天出门，要做好防晒；随身携带饮用水，避免因脱水给自己和胎宝宝的身体带来危害。

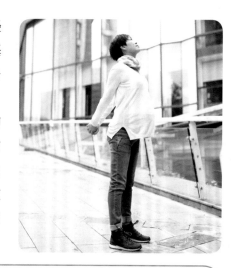

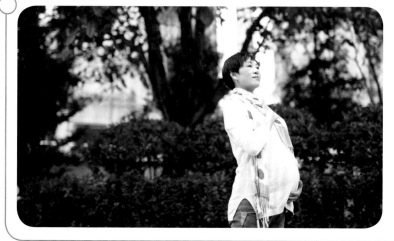

职场孕妈妈也要注意运动

对职场孕妈妈来说，长时间坐着是无益的，要经常起身走动走动，活动活动筋骨，才有利于腰椎的健康。可以每工作 1 小时，起身活动 10 分钟，这样不仅有利于自己和胎宝宝的健康，也有利于工作的顺利进行。中午吃完饭，不要只待在办公室里，可以去户外走走，呼吸呼吸新鲜空气，缓解一上午的紧张情绪，也给下午的工作"打打气"。

适合孕 3 月的运动

三角式，增加平衡感

三角式可增加孕妈妈的腿部力量，还可以预防静脉曲张，经常练习还具有增强身体平衡的作用。怀孕后孕妈妈的重心会发生变化，平衡锻炼可以增强体质，为以后腹部的增大提早做准备，还可以为胎宝宝创造更多的空间。

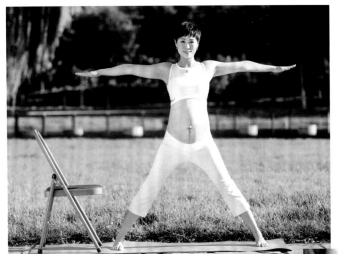

1 准备一把椅子放在身体右侧，双脚分开一条腿的长度，手臂打开侧平举。

小提醒：椅子一定要选择底盘稳当的，以免在运动过程中发生危险。

2 右脚置于椅座下端，趾尖向右侧打开90°，左脚脚尖微微内扣，右脚跟与左足弓对齐吸气，呼气时右手支撑椅子，左手上举；如果能做到，右手臂屈肘置于椅座上，胸腔向左侧旋转，同时转动颈部，眼睛向上看，保证双腿大腿肌肉收紧，膝盖自然向上提起，体会胸腔的舒展与双腿的拉伸。保持此姿势停留 5 组呼吸。

小提醒：在转动身体时，要慢慢进行，以免发生危险。

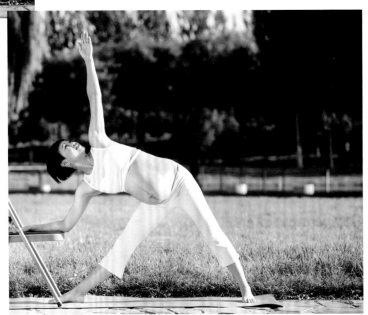

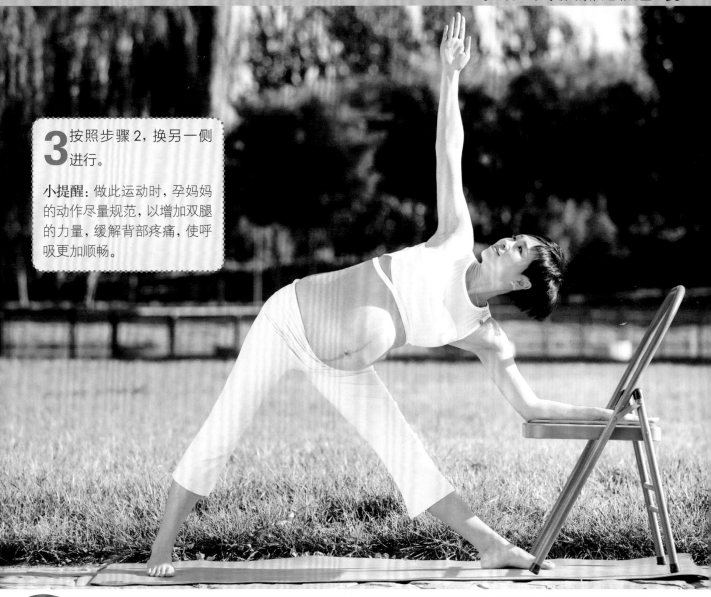

3 按照步骤2，换另一侧进行。

小提醒：做此运动时，孕妈妈的动作尽量规范，以增加双腿的力量，缓解背部疼痛，使呼吸更加顺畅。

做不到怎么办

剑慧老师来支招：在运动初期，孕妈妈可能无法达到规范的动作，不要强求，能做到什么程度就做到什么程度。也可以将椅子换成相对更高一些的。

坚持就会有成效：运动要持之以恒，经过几次练习，孕妈妈可适当延长练习的时间，动作也会更加规范，达到更好的效果。

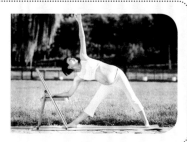

坐球侧伸展，打开胸腔轻松呼吸

孕期过程中，有些孕妈妈经常会感到胸闷、背部不适，坐球侧伸展，不仅能帮助孕妈妈
充分舒展胸腔，释放侧肋的压力，还能帮孕妈妈改善呼吸状态，伸展背部，
缓解呼吸不畅与背部疼痛。

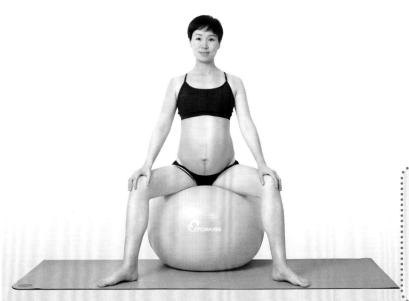

1 端坐于球上，双脚分开宽于肩膀，脚尖微向外打开，稳定双脚与双腿，脊柱向上延伸，双手自然放在双膝上。

小提醒： 在将脊柱伸直的同时，要注意保持身体的平衡，以免摔倒。

2 保持均匀的呼吸，吸气时打开手臂侧平举。

小提醒： 手臂平举，打开胸腔，感受力的作用。

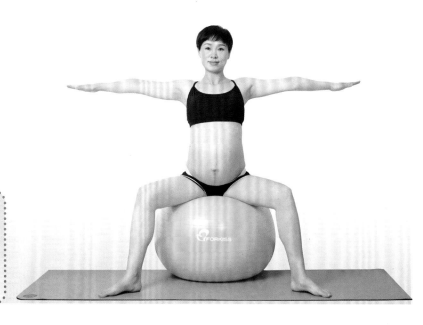

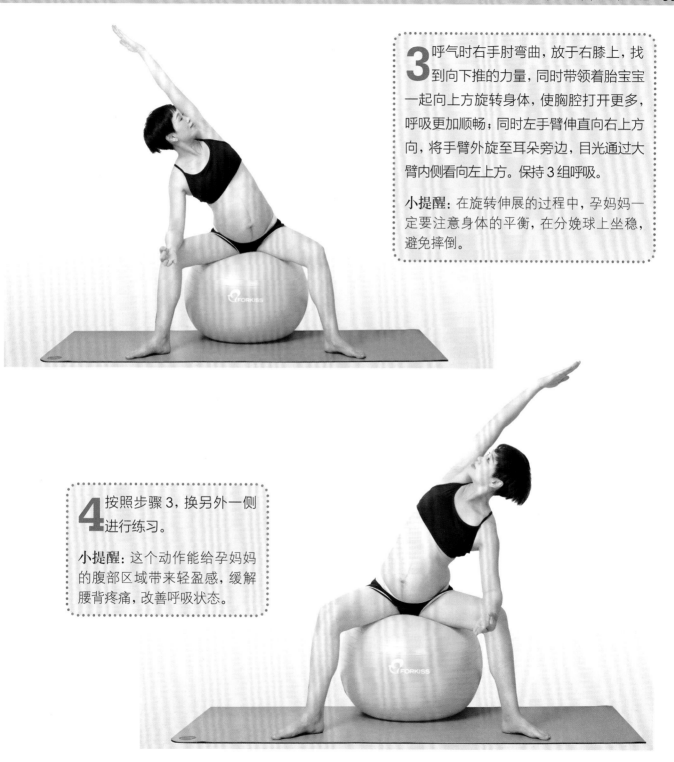

3 呼气时右手肘弯曲，放于右膝上，找到向下推的力量，同时带领着胎宝宝一起向上方旋转身体，使胸腔打开更多，呼吸更加顺畅；同时左手臂伸直向右上方向，将手臂外旋至耳朵旁边，目光通过大臂内侧看向左上方。保持 3 组呼吸。

小提醒: 在旋转伸展的过程中，孕妈妈一定要注意身体的平衡，在分娩球上坐稳，避免摔倒。

4 按照步骤 3，换另外一侧进行练习。

小提醒: 这个动作能给孕妈妈的腹部区域带来轻盈感，缓解腰背疼痛，改善呼吸状态。

明星私教 VIP 课程：姿势不对，哪里都不对

看看你的站姿对不对

随着孕期的增加，孕妈妈的站姿也是有讲究的。如站立时可将两腿平行，两脚平直稍微分开，略小于肩宽，不要向内或向外。这样站立，重心落在两脚之间，不易疲劳。孕妈妈站立时要注意，避免长时间站立。若需要站立较长时间，则可将两脚一前一后站立，并每隔几分钟变换前后位置，使体重落在伸出的前腿上，可以缓解久站的疲劳。

走路姿势要正确

孕妈妈行走时应稳当，不宜快速急走。行走时要挺直背部、抬头、紧收臀部，保持全身平衡，稳步行走，不要用脚尖走路。到了孕中期和孕晚期，孕妈妈腹部负担重，如果行走吃力，也可利用扶手或栏杆行走。切记不可快速急行。

孕妈妈要会"坐"

由于腰腹部的变化，孕妈妈最好将椅子的高度调整到 40 厘米为宜；椅面宜选稍微硬一些的，过软的椅子会让孕妈妈更累，最好选择有靠背，且有薄垫子的木椅。

孕妈妈想要坐下时，要先确定椅子是否稳固，然后用手确定椅面的位置，慢慢地由椅边往里靠，直到后背倚靠在椅背上。

坐时以上半身和大腿成 90° 的坐姿为宜，这样不易发生腰背痛。太往后仰，腹部肌肉会绷紧，使胎宝宝缺氧；太往前倾，又容易压迫胃部引起胃部不适。可以在身后垫几个垫子，帮助支撑身体，还可在脚下垫个矮凳或者两块瑜伽砖，让双腿抬起，这样有利于下半身血液循环，不易发生水肿。

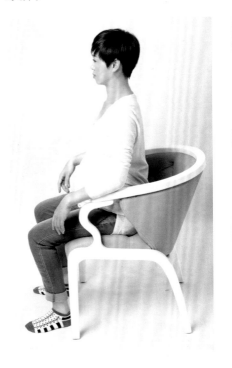
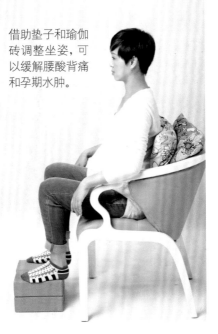

借助垫子和瑜伽砖调整坐姿，可以缓解腰酸背痛和孕期水肿。

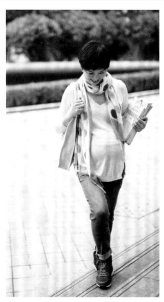 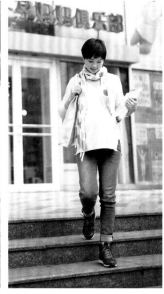 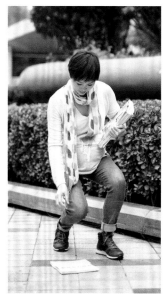 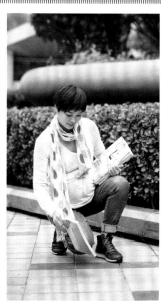

怎样上下楼梯

　　孕妈妈上楼梯时，腰部要挺直，脚尖先踩地，脚后跟再落地，落地后立即伸直膝关节，并将全身的重量移到该脚上，这时再以同样的方式抬起另一只脚。如果楼梯有扶手，最好扶着扶手慢慢顺梯而上，这样比较安全。

　　下楼梯时，要踩稳步伐，手仍然要扶着扶手，不要过于弯腰或挺胸凸肚，看准脚前阶梯再跨步，看得准自然就走得稳。

　　除了在上下楼时要注意稳步缓行外，孕妈妈在上下楼梯的时候最好不要提重物。如果孕妈妈提着很重的物品上下楼梯，往往会增加腹部压力，容易发生流产、早产等情况，所以当需要提着重物上下楼时，还是请准爸爸帮忙吧。

生活里的正确姿势

捡东西

　　孕妈妈在捡东西时，不能再像以前一样，不管不顾地弯腰捡起。应缓慢屈膝，完全下蹲，保持腰部挺直。慢慢移动身体和手臂，将东西捡起，再缓慢站起来。

购物

　　购物会使心情舒畅，而且逛街等于散步，也是很好的锻炼，但应注意不要行走过多，行走速度不宜快，更不要穿高跟鞋。不要在高峰时间出去搭乘公交车，不宜去过于拥挤的市场。

打扫

　　可从事一般的擦、抹家具等劳作，但不可登高，不可上窗台擦玻璃，更不要搬抬笨重家具。擦抹家具时，不要弯腰，怀孕后期更不可弯腰干活，打扫卫生时避免使用冷水。

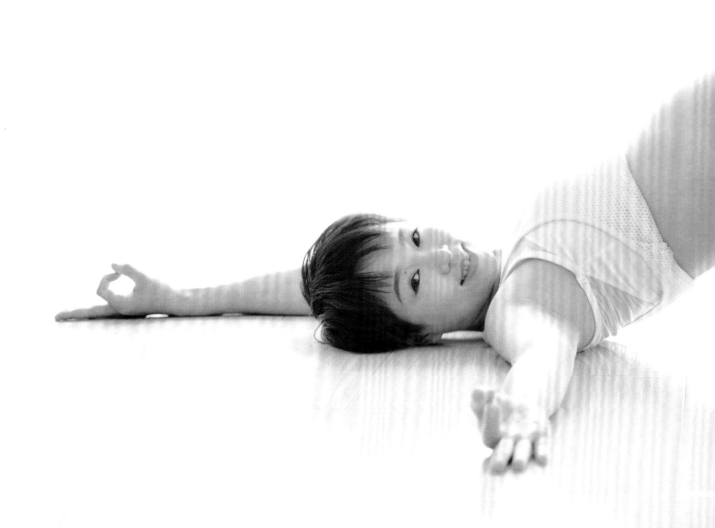

孕4月
坚持运动，控制体重

　　从这个月起，孕妈妈开始进入舒适的孕中期，胎宝宝开始迅速生长发育，每天需要大量营养素。随着妊娠反应的消失，孕妈妈的胃口也开始大增，所以此时体重增长迅速。为了控制体重，孕妈妈应该动起来。只是此时孕妈妈要避免干重活和长时间站、坐，以免造成下肢静脉曲张和痔疮。

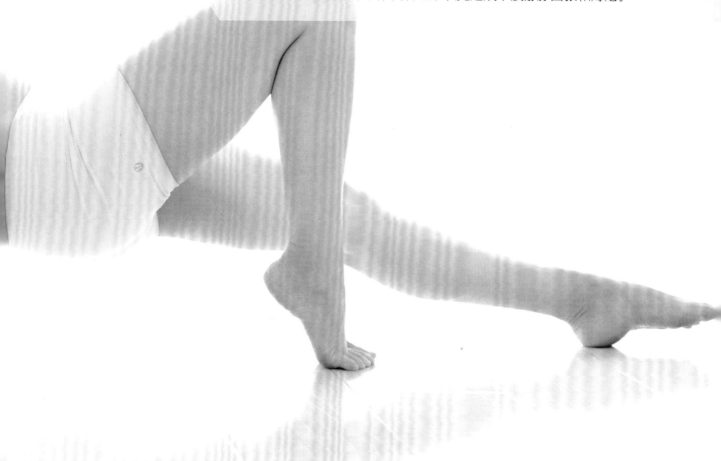

剑慧老师怀孕心得

虽然已经到了舒适的孕4月，但是和怀逗逗的时候相比，还是会孕吐，不过已经比前几个月好多了，胃口也好了一些。但我想说的是，虽然胃口好，但是在饮食上也不要太"肆意妄为"，尽量吃些有营养的东西，如鸡蛋、鸡肉、应季蔬菜水果，不要顿顿吃大鱼大肉或油腻的东西。在外形上，肚子也开始显现出来了，但是我还是会时不时地做做运动，舒展身体，缓解不适。

拜日式

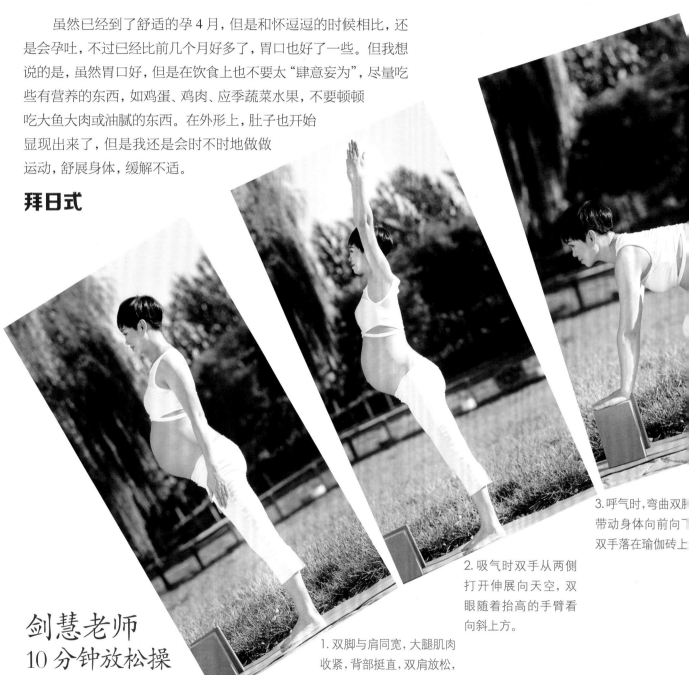

剑慧老师
10分钟放松操

1. 双脚与肩同宽，大腿肌肉收紧，背部挺直，双肩放松，手臂垂在体侧，平视前方。

2. 吸气时双手从两侧打开伸展向天空，双眼随着抬高的手臂看向斜上方。

3. 呼气时，弯曲双腿带动身体向前向下，双手落在瑜伽砖上

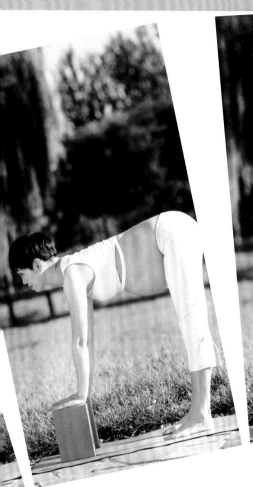

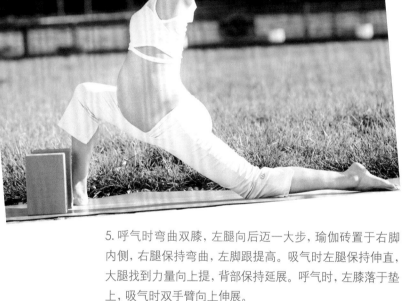

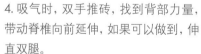

4. 吸气时，双手推砖，找到背部力量，带动脊椎向前延伸，如果可以做到，伸直双腿。

5. 呼气时弯曲双膝，左腿向后迈一大步，瑜伽砖置于右脚内侧，右腿保持弯曲，左脚跟提高。吸气时左腿保持伸直，大腿找到力量向上提，背部保持延展。呼气时，左膝落于垫上，吸气时双手臂向上伸展。

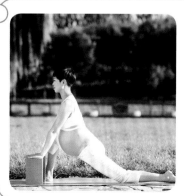

拜日式帮助调节身体各个系统

这个体位是多个体位的组合，对身体的益处极多。这个练习作为一个整体对身体消化系统、循环系统、呼吸系统、内分泌系统、神经系统等多个系统都能产生良好的影响，可以帮助各个系统互相达到和谐的状态。每天可以在清晨或是上午的时间安排练习，使一天保持好状态，预防身体疲劳。

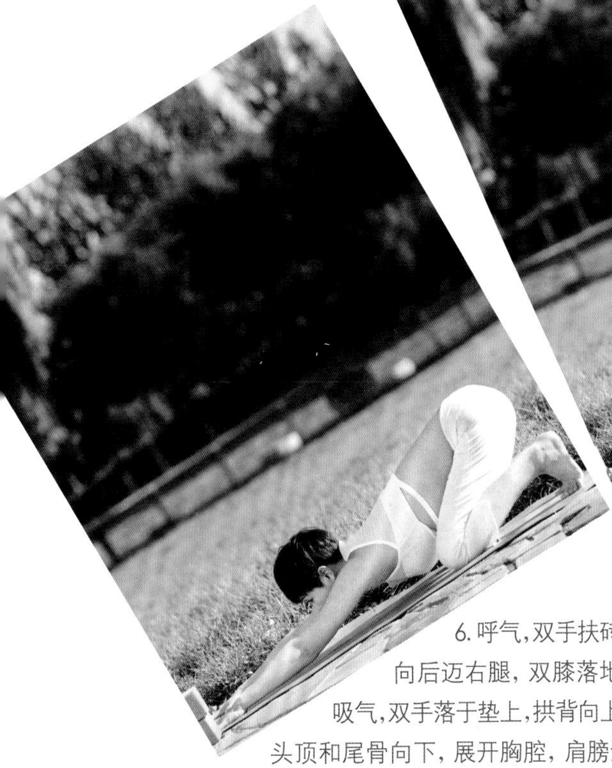

8. 呼气时双膝落地，
双手扶在瑜伽垫上，
支撑身体。

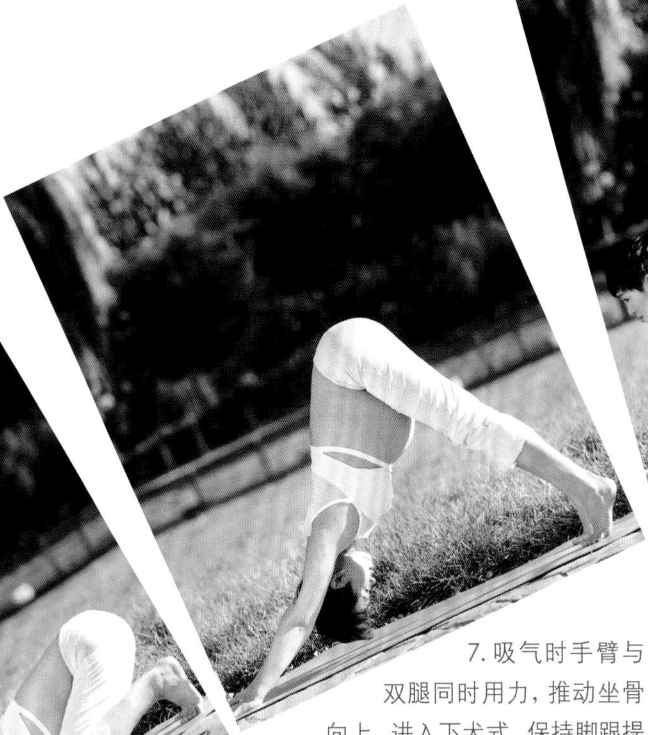

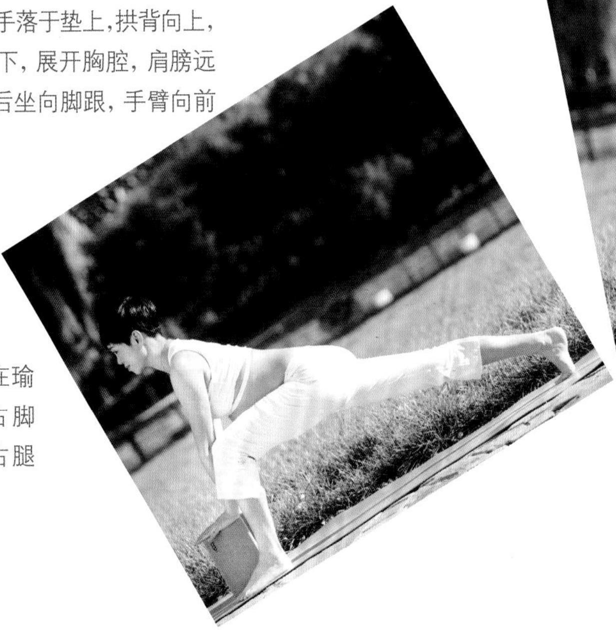

7. 吸气时手臂与
双腿同时用力，推动坐骨
向上，进入下犬式，保持脚跟提
起，双腿伸直。如果能做到，可
以将脚跟落地。

6. 呼气，双手扶砖，
向后迈右腿，双膝落地。
吸气，双手落于垫上，拱背向上，
头顶和尾骨向下，展开胸腔，肩膀远
离耳朵。立脚掌，臀部向后坐向脚跟，手臂向前
伸展。

12. 呼气，双手落在瑜
伽砖上。吸气，右脚
找到力量蹬地，右腿
提起向上。

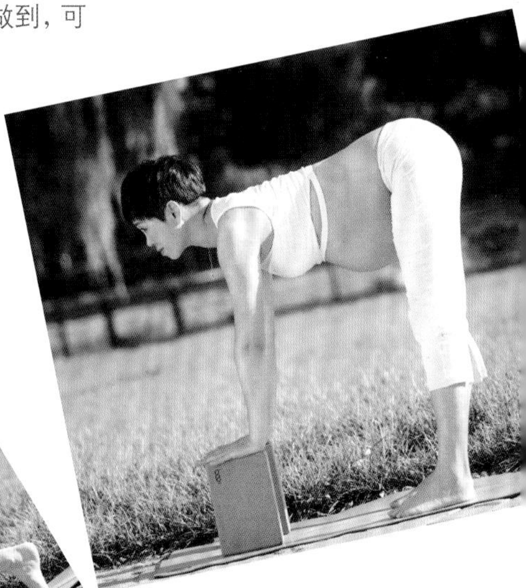

13. 呼气，向前一步或
两步迈回至双脚平行，
背部伸展。

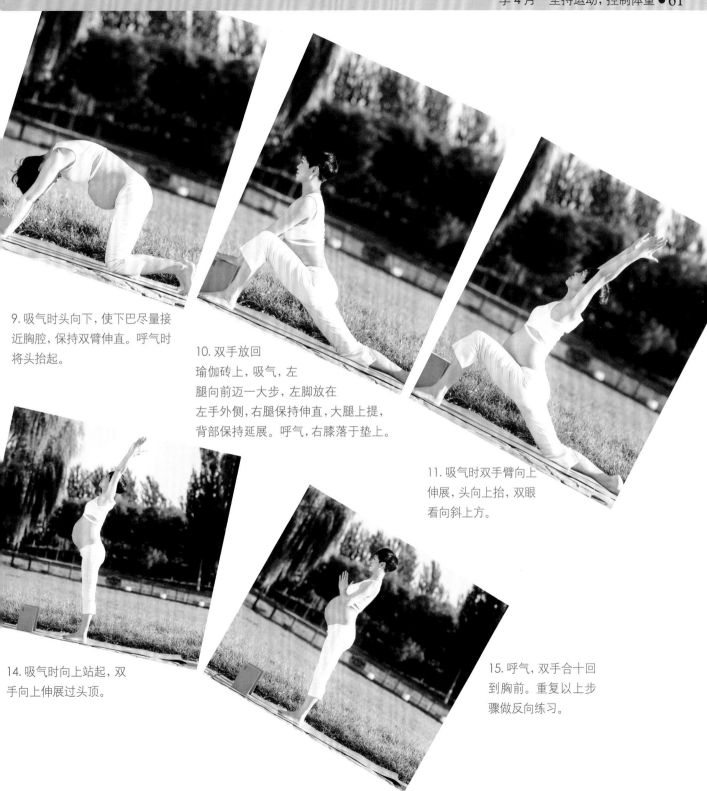

9. 吸气时头向下，使下巴尽量接近胸腔，保持双臂伸直。呼气时将头抬起。

10. 双手放回瑜伽砖上，吸气，左腿向前迈一大步，左脚放在左手外侧，右腿保持伸直，大腿上提，背部保持延展。呼气，右膝落于垫上。

11. 吸气时双手臂向上伸展，头向上抬，双眼看向斜上方。

14. 吸气时向上站起，双手向上伸展过头顶。

15. 呼气，双手合十回到胸前。重复以上步骤做反向练习。

本月运动安全指导

随着胎宝宝的成长，孕妈妈的肚子越来越大了，孕4月，孕妈妈开始"显山露水"了。此时孕妈妈可以根据自身的体质和以往运动的情况适当加大运动量，进行力所能及的锻炼，如游泳、孕妇操、孕期瑜伽等。

> 本月孕妈妈可能会出现腰酸背痛、肩部发麻的症状，这时孕妈妈不妨做做孕妇操，除了可以减轻腰背、肩部的不适外，还可以加快身体的新陈代谢，有助于孕妈妈在胃口最好的孕4月预防体重飙升。虽然此时运动强度增加，但是也要注意。

每天定时运动，形成规律

定时运动，可以促使身体达到一个健康的状态，当运动成为习惯后，孕妈妈即使想偷懒也不行了，因为身体会表达各种不舒服的感受，这样孕妈妈就只有起身运动了。所以一旦实行运动的计划后，孕妈妈就要坚持，最短也要坚持一星期，这样身体会慢慢适应运动的状态。

工作间隙做伸展操

很多职场孕妈妈在孕中期还在坚持上班，但是工作条件未必能达到最优状态，这样就需要孕妈妈自己进行调整，尤其要避免久站或久坐，防止增大的子宫压迫静脉回流，造成下肢静脉曲张和痔疮。趁午休时间做一套孕期办公室体操是个不错的选择，或者利用工作间隙，每工作45分钟至1小时，孕妈妈可以放下手头的工作，左右活动一下颈部，或者抬抬腿、伸伸胳膊等。也可以起身走走，爬爬楼梯，或者到阳台或茶水间做做摆腰运动，甩甩胳膊。虽然运动量不大，但可以起到活动筋骨的作用，长期坚持，孕妈妈身体会更灵活，到孕晚期时，身体也不会显得太笨重。

饭后散步

饭后散步既能消食，还能促进胎宝宝的健康发育，如果有家人的陪伴，还可以增进感情。午饭后散散步，可以晒太阳，促进钙吸收，所以散步是有很多好处的。吃过饭，慢悠悠地行走在草丛中的小路上，有鲜花，有蝴蝶，还有鸟儿的叫声，孕妈妈会把工作、生活中的烦恼抛在脑后，这是有利于胎宝宝成长的环境。

安排个出游计划吧

一般在孕 4~6 个月最合适外出旅游。相对于孕早期，这个阶段多数孕妈妈的身体反应已经减弱，胎宝宝也相对稳固，流产的风险也相应减少。而与孕晚期相比，孕妈妈的身体行动更自如一些。

出游前最好先咨询医生，并做好相应的旅途准备，安排一个相对轻松的出游计划，并在出发前查明目的地的天气、交通、医疗与社会安全等状况。另外，孕妈妈出游最好有准爸爸陪同，这样可以增进夫妻感情，并且能够根据孕妈妈的身体情况随时调整行程。

◆ 短途出游：附近的景点或全程走高速公路就能到达的近郊景点。最好是缓步游览平原风景区。

◆ 国内旅游：孕妈妈要避免长途跋涉、翻山越岭、冲浪滑水、深度潜水、高空弹跳、极热极寒之旅等。

◆ 出国旅游：出行前一定要听医生的建议，做好各方面的准备。

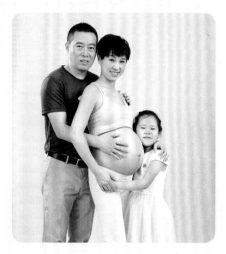

安排个全家旅行计划吧！

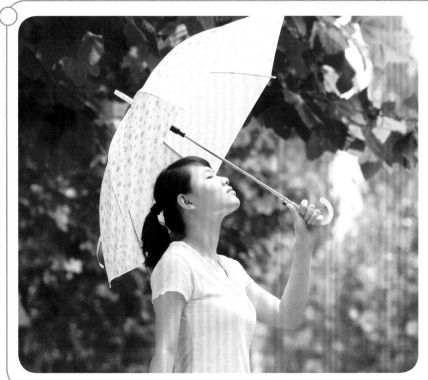

孕妈妈出游必备的日常用品

衣着以穿脱方便的衣物为宜，注意保暖，若目的地天气较热，帽子和防晒霜必不可少。一双舒服的鞋子很重要。

孕期容易感到饥饿，最好再准备一些健康的小零食，以防万一。奶类、海鲜等食物易腐坏，确定新鲜后食用。水也是必不可少的。

常用药要选择注明了孕妇可用的药品。为了防止孕妈妈在旅途中出现意外就医时手忙脚乱，应当随身携带孕期保健卡、检查手册，方便医生快速掌握孕妈妈的身体状况。产检医院和医生的联系方式也要牢记，方便随时咨询。

适合孕 4 月的运动

坐球扭转，舒缓背部疼痛

分娩球可以帮助孕妈妈在孕期锻炼盆底肌和括约肌，有助于顺产。坐球扭转不仅能锻炼孕妈妈的平衡感，还能很好地帮助孕妈妈放松背部肌肉，缓解背部紧张和疼痛。此外，对消化不良也有很好的治疗效果。

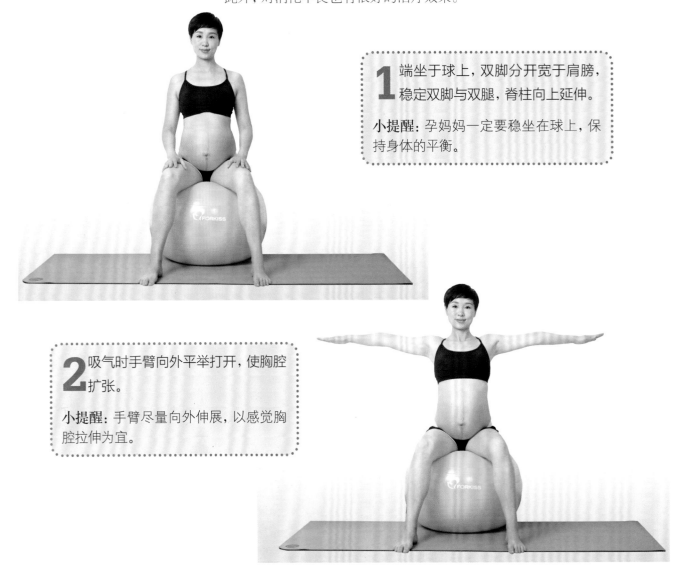

1 端坐于球上，双脚分开宽于肩膀，稳定双脚与双腿，脊柱向上延伸。

小提醒：孕妈妈一定要稳坐在球上，保持身体的平衡。

2 吸气时手臂向外平举打开，使胸腔扩张。

小提醒：手臂尽量向外伸展，以感觉胸腔拉伸为宜。

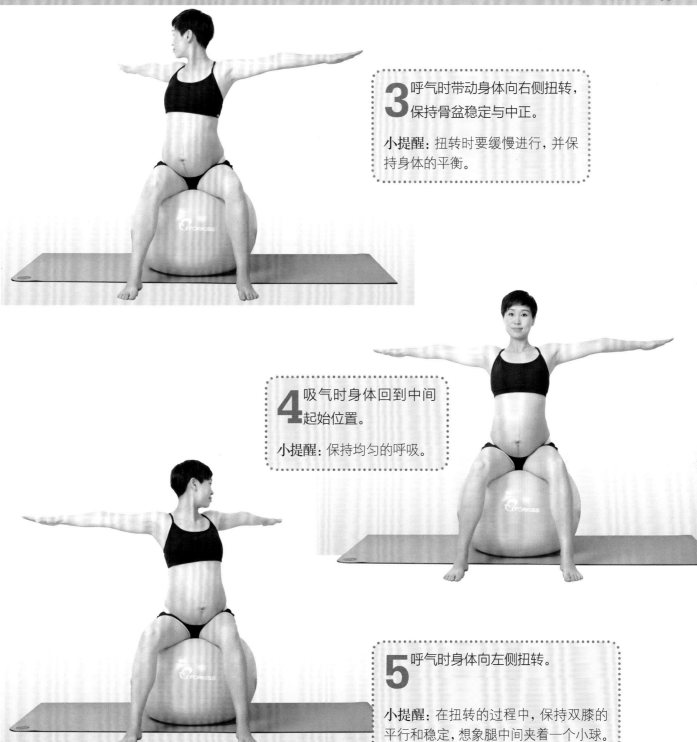

3 呼气时带动身体向右侧扭转，保持骨盆稳定与中正。

小提醒： 扭转时要缓慢进行，并保持身体的平衡。

4 吸气时身体回到中间起始位置。

小提醒： 保持均匀的呼吸。

5 呼气时身体向左侧扭转。

小提醒： 在扭转的过程中，保持双膝的平行和稳定，想象腿中间夹着一个小球。

明星私教 VIP 课程：减轻腰背酸麻

双角式（球），加强背肌力量

这套球上孕妇操可以伸展孕妈妈双腿的腿肚子和手臂的肌肉。除此之外，还能加强背部肌肉力量，缓解背部疼痛和疲惫。同时有助于侧肋的打开，增加肺活量，利于呼吸舒畅。

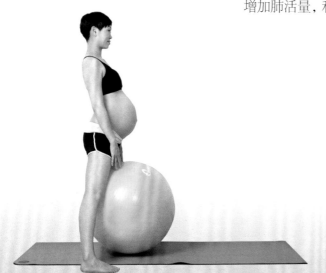

1 吸气时双脚打开大概一条腿的长度，脚尖平行向前，双腿伸直提膝盖向上，球控制在双腿中间。

小提醒： 不用骑在球上，将球轻轻夹住即可。

2 呼气时弯曲双膝，向前推球至手臂伸直，背部与手臂尽量成一条直线。

小提醒： 孕妈妈做这个动作时一定要缓慢进行，保持身体的平衡，避免重心不稳摔倒。

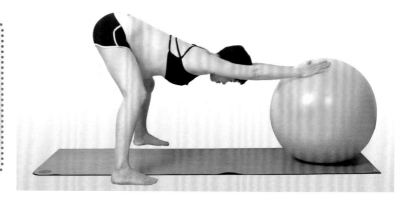

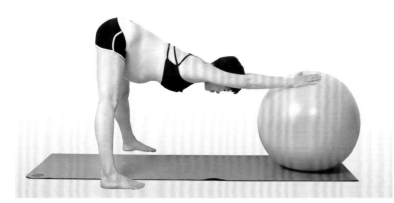

3 吸气时伸直双腿，伸展背部、腋窝及双腿后侧，眼睛看向地面，颈部保持伸直。

小提醒： 如果孕妈妈在伸直双腿时比较吃力，不必一味地追求规范，根据自己身体的情况做到规范即可。

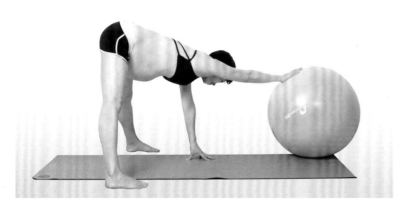

4 呼气时，左手落地用指尖支撑，右手推动球向左侧，体会右侧腰与侧肋的伸展。吸气时回到中间，再呼气时做反方向。

小提醒： 孕妈妈在推球的同时要保证自身身体的平衡。

做不到怎么办

剑慧老师来支招： 在进行此套运动时，每一步孕妈妈都要慢慢进行，不要着急，以保持身体平衡为主。如果在运动时感觉头晕，应立即停止运动。

坚持就会有成效： 刚开始孕妈妈可能会做得不规范，只要在孕期坚持运动，动作会更加规范，孕妈妈的不适也会相对减少。

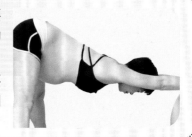

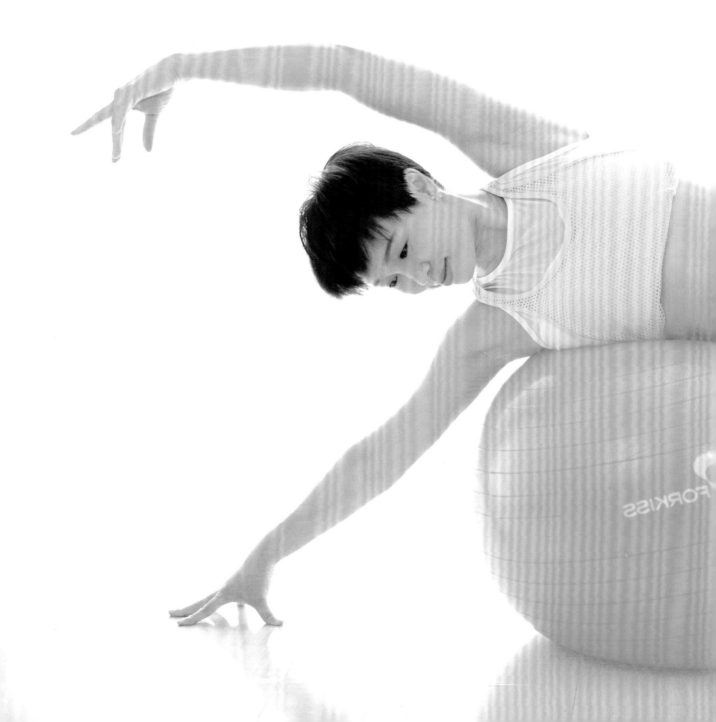

孕5月
运动也是一种胎教

好的胎教，其实并不是只有音乐胎教、艺术胎教、语言胎教等形式，适量运动也是一种健康的胎教方式，所以为了胎宝宝的健康，孕妈妈也要学会适当运动。运动胎教对胎宝宝的好处多多，孕妈妈来了解一下吧。

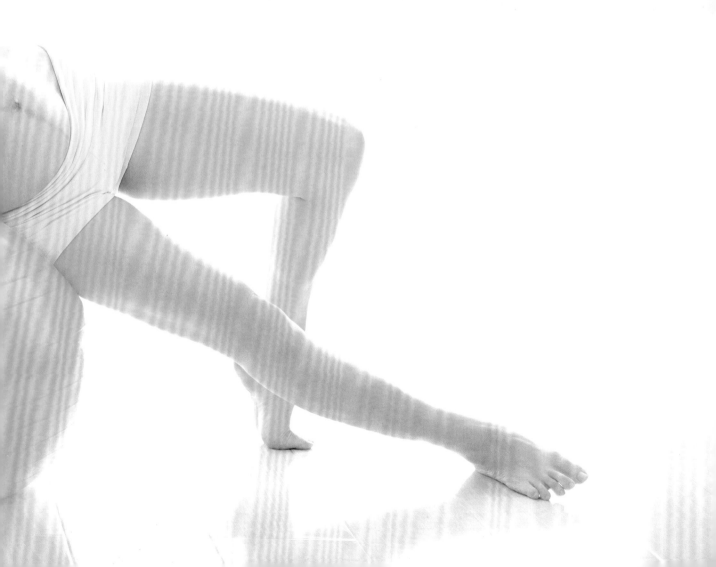

剑慧老师怀孕心得

孕吐终于好转了，感觉整个人也精神了不少。肚子里的小家伙好像也知道我不再难受，开心地为我"庆祝"呢，因此，我也能感受到他（她）的一举一动了。现在每当小家伙动的时候，我都会跟逗逗说，她就会兴奋地跑过来，摸着我的肚子，和里面的小家伙说上几句呢。

战士二式

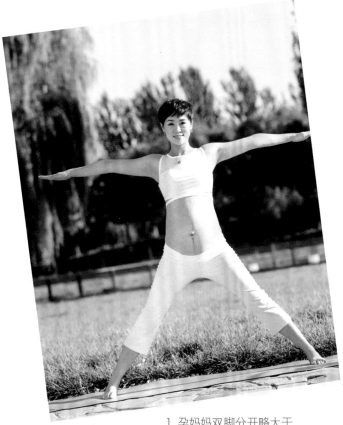

1. 孕妈妈双脚分开略大于一条腿的长度，手臂打开侧平举。

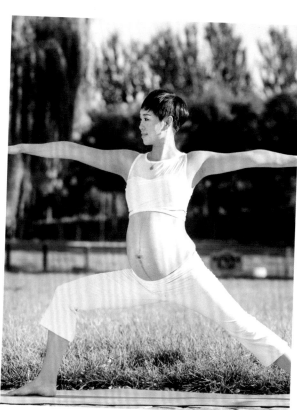

2. 吸气时右脚尖向右侧打开 90°，左脚脚尖微微内扣，右脚跟与左足弓对齐。

剑慧老师
10 分钟放松操

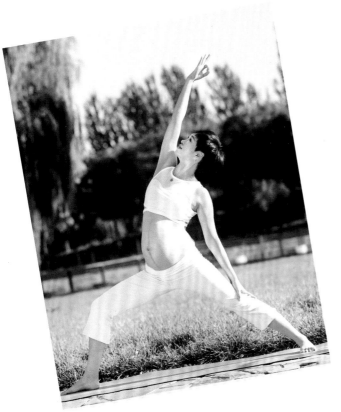

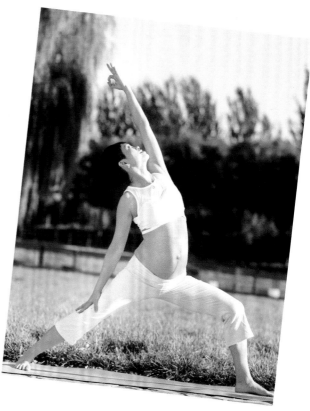

3.呼气时弯曲右腿约成120°,左腿用力伸直(不要过度向后推膝盖)找到双腿的力量,背部尽量向上立高,同时找到尾骨内收的力量,胸腔上提,头顶延展向上。根据自身的感受,保持5~8组呼吸。

4.恢复到步骤1的姿势,然后反方向进行,同样保持5~8组呼吸。

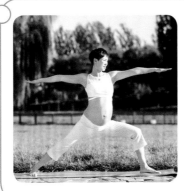

孕妈妈还可以这么做

孕妈妈可以将双手托住腹部下端来缓解压力,仔细体会源自于双脚与双腿的力量,当能量满满时可选择性地打开手臂侧平举。为了避免肩膀紧张,可将手心向上翻转,双肩自然放松。

本月运动安全指导

孕 5 月，孕妈妈的肚子比以前大了，但是尚未给孕妈妈的行动带来困难，孕妈妈的腰背部肌肉压力增加，胎宝宝的运动神经和感觉神经已经开始发育，所以此时的运动要符合孕妈妈动作舒缓的特点，慢慢地锻炼身体，胎宝宝也很喜欢这样的运动哟！

> 本月胎动已经比较明显了，每天孕妈妈都清楚地感受到胎宝宝在不停地运动，这是进行运动胎教的最好时机。运动胎教的实质性内容是对胎宝宝开展积极教育，有计划、有意识地对胎宝宝进行有益且适当的刺激，促使胎宝宝对刺激做出相应的反应，从而进一步刺激胎宝宝大脑的功能、躯体运动功能的生长发育。

孕期"床上运动"

孕中期，孕妈妈可以有节制地过性生活，孕期性生活不仅能使夫妻保持亲密的接触，加深夫妻之间的感情，而且对孕妈妈和胎宝宝都有好处。虽然进行性生活的时候，胎宝宝有可能又踢又打非常兴奋，但这只是因孕妈妈的心跳加快而引起胎动的正常反应，并不是胎宝宝感觉不舒服而表示的抗议。胎宝宝有羊水的包裹，可以保护其免受撞击和擦伤。另外，宫颈的黏液栓可防止细菌进入而感染。实际上，适度的性高潮造成的子宫收缩，对胎宝宝反而是一种好的锻炼。

孕期性生活要选择安全的体位

孕期性生活要讲究体位，有些体位不适合孕期使用，否则会伤害到胎宝宝。

宜使用的体位

侧卧式：准爸爸和孕妈妈面对面侧卧，孕妈妈将上面的一条腿搭在准爸爸双腿上，这样可面对面做爱，而且使腹部免受压迫。

男上女下式：准爸爸在上面，但应注意双手支撑，以免对孕妈妈腹部造成压迫，这种姿势可一直运用到腹部隆起过大为止。

不宜使用的体位

坐入式：由于此姿势准爸爸阴茎插入较深，对孕妈妈刺激太过强烈。

后入式：孕妈妈双臂支撑自己的身体，准爸爸从上方覆盖妻子身体的姿势，插入刺激感会很强，很容易造成宫缩。

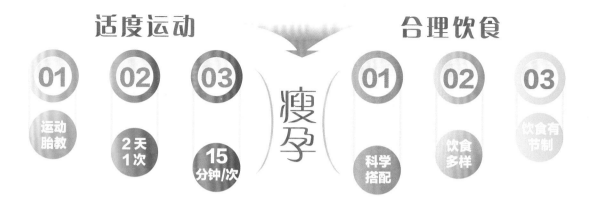

适度运动 → **瘦孕** ← **合理饮食**

01 运动胎教　**02** 2天1次　**03** 15分钟/次

01 科学搭配　**02** 饮食多样　**03** 饮食有节制

运动也是胎教的一种方式

适量运动也是一种胎教方式，为了胎宝宝，孕妈妈要适当运动。

◆ 促进胎宝宝正常生长发育。运动能增加胎宝宝的血液供氧，加快新陈代谢，促进胎宝宝生长发育。

◆ 帮助胎宝宝形成良好个性。孕期不适会使孕妈妈情绪波动，胎宝宝的心情也会随之变化。运动有利于缓解孕期不适，保持心情舒畅，帮助胎宝宝形成良好性格。

◆ 促进胎宝宝大脑发育。孕妈妈运动时，可向大脑提供充足的氧气和营养，促使大脑释放脑啡肽等有益物质，通过胎盘进入胎宝宝体内。同时，运动时摇动的羊水十分有利于胎宝宝的大脑发育，使他出生后更聪明。

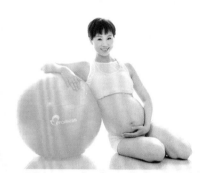

胎教也"有文有武"，千万不要"重文轻武"哦。

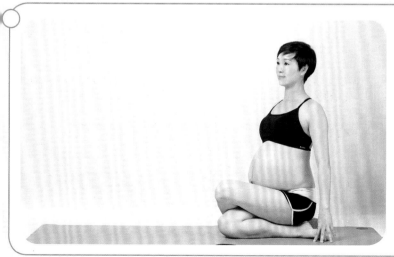

运动过量，对胎宝宝有危害

运动中，如子宫胎盘换气不足时，胎宝宝的心跳会不规则，同时在恢复期间心跳会有过慢的现象。因氧气不足对胎宝宝所造成的潜在性压力越大，则运动后胎宝宝的心跳恢复可能越慢。如果孕妈妈运动过量，胎宝宝的心跳、血液循环势必受到影响，而且随着孕妈妈体温的升高，胎宝宝体温也会升高，有时甚至会出现运动导致的"胎儿过热症"，此症状对胎宝宝是相当危险的。

适合孕 5 月的运动

巴拉瓦伽扭转(椅)，肚子大了也不腰痛

巴拉瓦伽孕妇操通过身体的扭转来作用于孕妈妈的胸椎和腰椎，从而使背部柔软灵活，

可改善背部僵硬、疼痛的症状，还可以使孕妈妈呼吸更顺畅。

刚开始练习时只要感受到作用到了胸椎和腰椎就好。

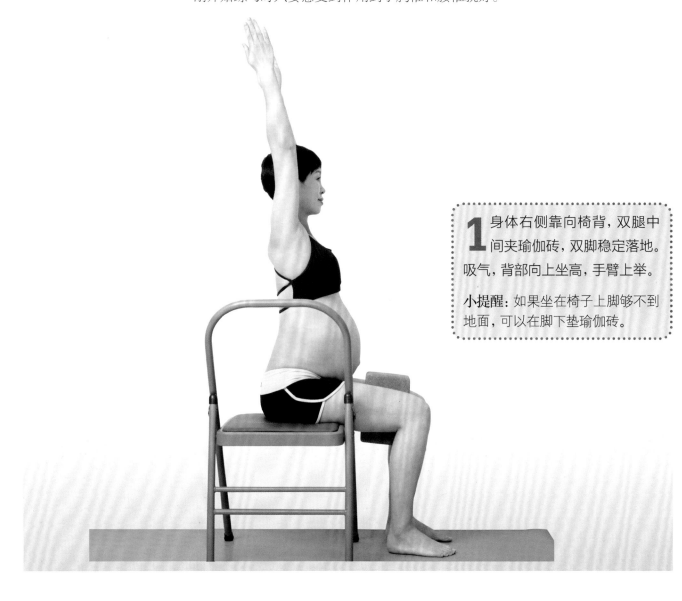

1 身体右侧靠向椅背，双腿中间夹瑜伽砖，双脚稳定落地。吸气，背部向上坐高，手臂上举。

小提醒： 如果坐在椅子上脚够不到地面，可以在脚下垫瑜伽砖。

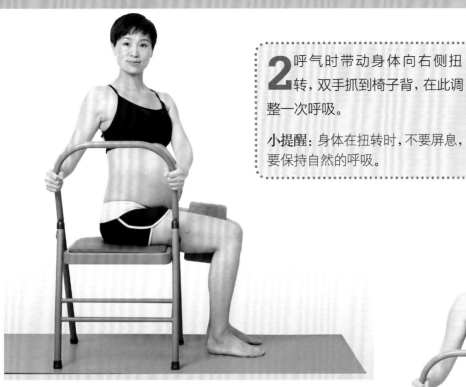

2 呼气时带动身体向右侧扭转，双手抓到椅子背，在此调整一次呼吸。

小提醒：身体在扭转时，不要屏息，要保持自然的呼吸。

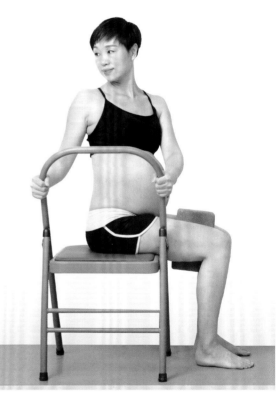

3 当再次呼气时继续向右侧扭转。保持 3~5 组呼吸。吸气时转回，换另一侧进行。

小提醒：在身体扭转的过程中，双腿要夹紧瑜伽砖来稳定骨盆和双腿。

做不到怎么办

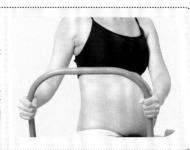

剑慧老师来支招：在扭转的过程中，孕妈妈如果扭转吃力，可以用双手扶住椅子背来帮助身体扭转。但要注意，如果实在不行，不要强求。

坚持就会有成效：在做这套运动时，要尽量找到整条脊柱的延长感。此外，这套扭转的练习可以很好地缓解胀气和便秘，还可以强健胸椎、腰椎和盆底肌。

推墙，放松全身

孕妈妈的肚子越来越大了，有时会有胸闷、背部疼痛的症状。而这套推墙操，简单易学，
随时随地可以练习。在运动的同时还能缓解孕妈妈的不适，一举多得。

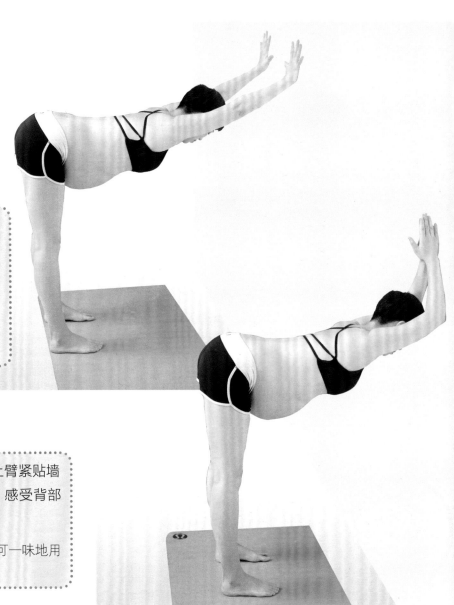

1 双手打开与肩同高同宽按压在墙上，双脚向后走到手臂伸直的位置停下来，双手推墙，同时向后伸展躯干。

小提醒： 孕妈妈可仔细体会侧腰的伸展与背部压力的释放。

2 双脚慢慢向前走，屈双肘，上臂紧贴墙壁，用手肘支撑，同样推墙，感受背部的伸展。

小提醒： 在推墙时力度要适中，不可一味地用力推墙，以免造成手肘疼痛。

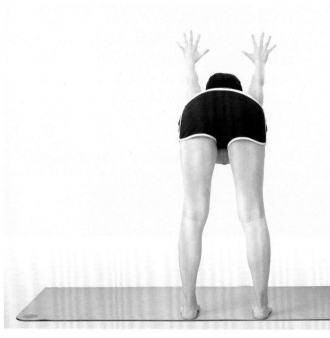

3 若感觉双腿后侧紧张没办法伸直,可以弯曲双腿来完成。中上背部尽可能多地伸展,下背部不要塌陷。

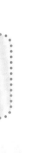

4 如果做不到标准体式,可以尽量将双手移置比肩高。

做不到怎么办

剑慧老师来支招:孕妈妈如果无法达到规范的动作,可以循序渐进,慢慢地进行,只要每天比之前规范一些就是有进步。

坚持就会有成效:不仅是本月可以做,此动作还能在分娩时帮助孕妈妈缓解分娩痛。因此,孕妈妈要熟记此动作。

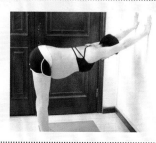

明星私教 VIP 课程：运动让你拥有完美孕妇身姿

幻椅式（球），加强腿部力量

这是针对孕妈妈而改良的幻椅式孕妇瑜伽，不仅可以强壮腿部肌肉，孕妈妈还能从中
获得充足的力量和无论在哪里都能够保持稳定的状态。练习时始终要保持耐心，
不要过急，缓缓地运动更有益于磨炼心性。

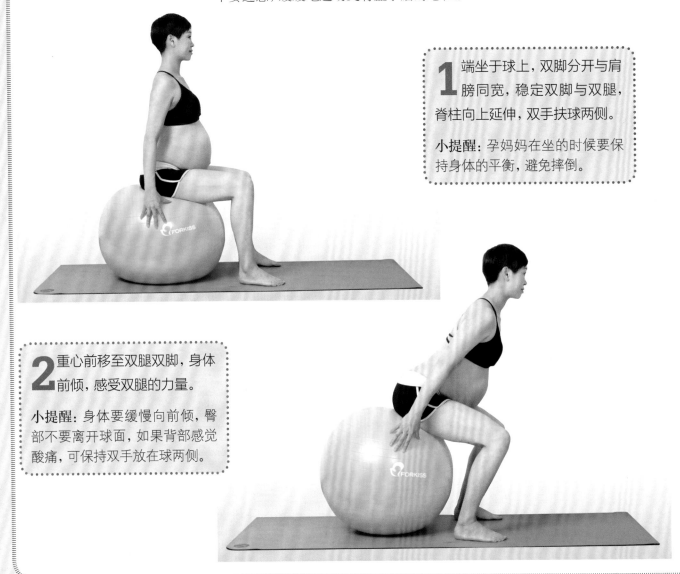

1 端坐于球上，双脚分开与肩膀同宽，稳定双脚与双腿，脊柱向上延伸，双手扶球两侧。

小提醒： 孕妈妈在坐的时候要保持身体的平衡，避免摔倒。

2 重心前移至双腿双脚，身体前倾，感受双腿的力量。

小提醒： 身体要缓慢向前倾，臀部不要离开球面，如果背部感觉酸痛，可保持双手放在球两侧。

3 如果能做到，将双手离开球向前向上抬起，目光看向正前方，保持颈部和肩膀的放松。保持 3~5 组呼吸。

小提醒： 不要塌腰，下背部保持伸展。

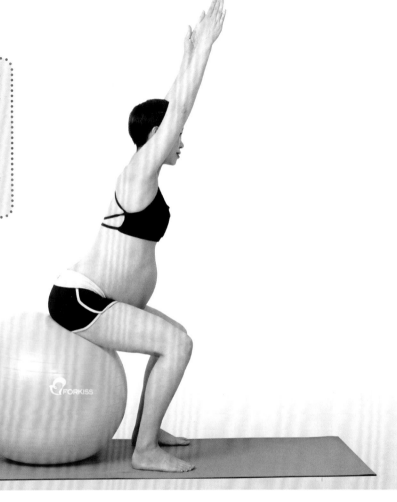

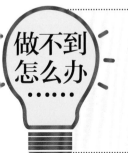

剑慧老师来支招：运动的过程中，臀部不要离开球。如果孕妈妈掌握不好平衡，可以先做到步骤 2，等平衡感好一些后再做到步骤 3。

坚持就会有成效： 孕妈妈坚持做此套动作，可以加强腿部的力量，而且随着孕期的增加，还能缓解因腹部增大引起的背部僵紧。

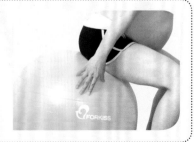

鸟王式，美化手臂线条

此时，孕妈妈的肚子越来越大，在平时走动时，很容易重心不稳。这就需要孕妈妈有一定的平衡感。鸟王式能加强孕妈妈的身体平衡感与稳定性，还能舒展肩部和背部。

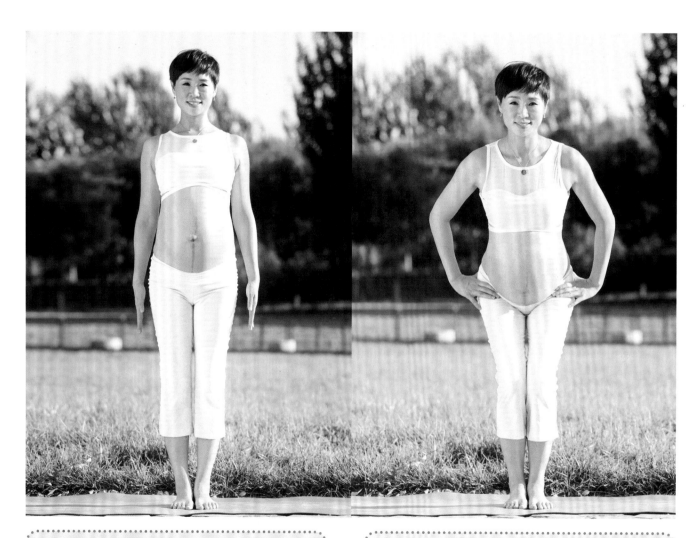

1 站立姿势，双脚并拢，双臂自然垂放体侧。

小提醒： 双肩放松，不要含胸驼背，也不要过分挺胸凸肚。

2 双手扶髋屈膝。

小提醒： 孕妈妈要避免过分挤压腹部。在屈膝扶髋的时候，要保持身体平衡。

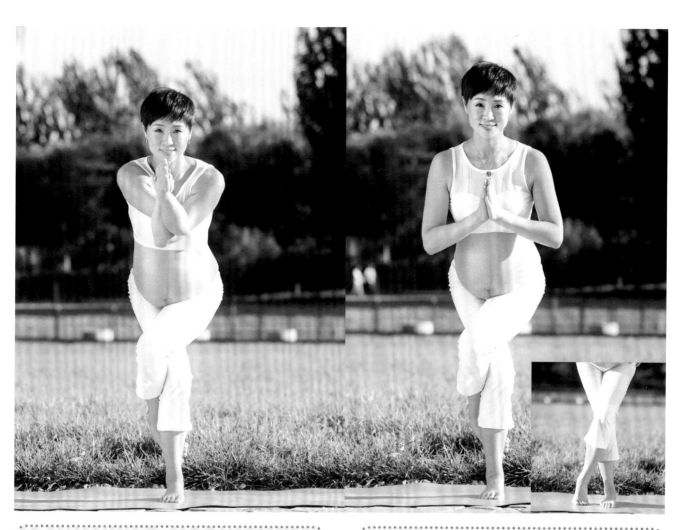

3 抬左腿交盘右腿上方保持髋关节稳定平衡，身体前倾，将两条手臂相互交缠（右手在上，左手在下）保持整个身体的平衡。

小提醒：在交盘双腿时，孕妈妈要注意安全，保持身体的平衡。也可在准爸爸的陪同下完成。

4 如果双手无法做到交缠，可合十于胸前，掌心对推。

小提醒：如左脚没办法缠绕小腿，可将左脚轻点地面。

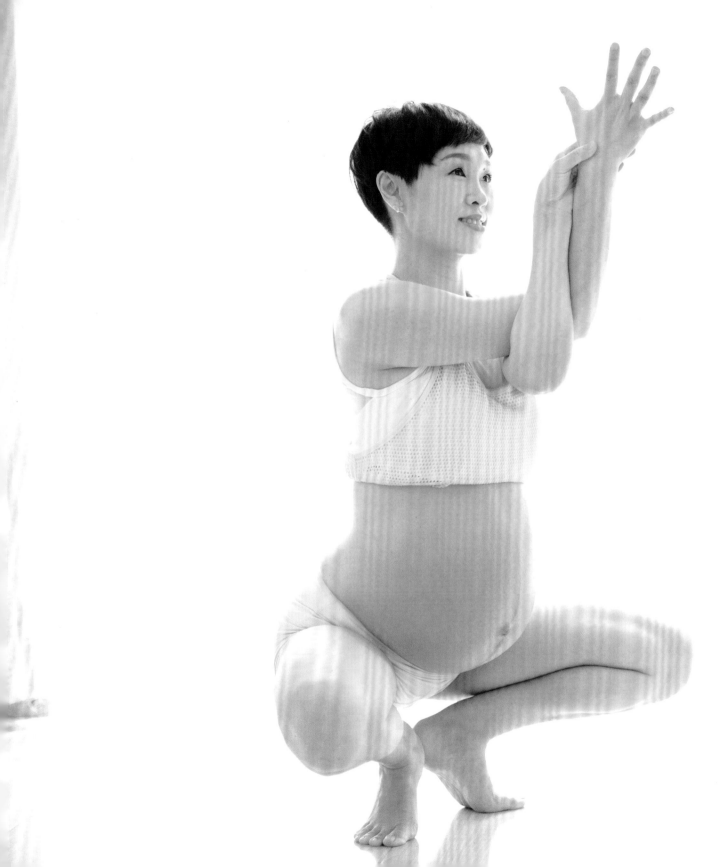

孕 6 月
缓解腰背部压力

　　女性怀孕后，身体会发生较大的变化：负担加重，易于疲劳，腰背酸痛，活动不便，心情常常会变坏等。而适当的体育活动，能调节神经系统功能，增强心肺功能，促进腰背部及下肢血液循环，减轻腰酸腿痛、下肢水肿等压迫性症状。

剑慧老师怀孕心得

那天逗逗跟我畅想她有了弟弟或妹妹后，会如何如何对他好，肚子里的小家伙就像听懂了一样，开心地"回应"着姐姐说的话。这不，现在每天逗逗都会来跟他聊一会儿呢。我的肚子也越来越大，重心越来越往前，一天下来会觉得腰酸背痛，此时，不妨做做伸展类的运动，不仅能缓解疲劳和疼痛感，还能有效控制体重。

侧角伸展

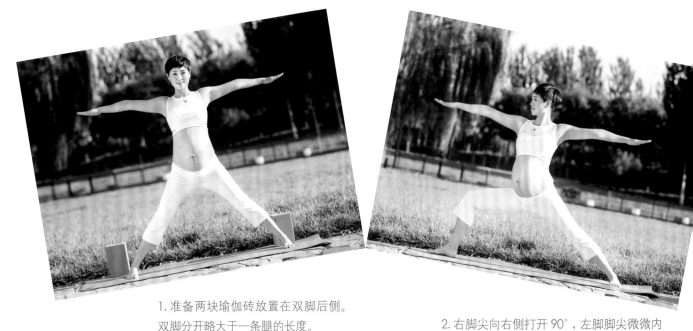

1. 准备两块瑜伽砖放置在双脚后侧。双脚分开略大于一条腿的长度。

2. 右脚尖向右侧打开 90°，左脚脚尖微微内扣，右脚跟与左足弓对齐。吸气时手臂打开侧平举，呼气弯曲右腿使之约呈 90°，左腿用力伸直（不要过度向后推膝盖）找到双腿的力量，背部尽量向上立高，同时找到尾骨内收的力量，胸腔上提。

剑慧老师
10分钟放松操

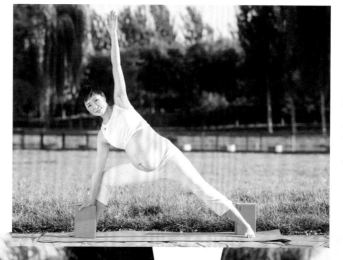

3. 呼气时带动身体向右侧伸展，体会侧腰的拉伸，右手落在砖块上，吸气时提左手手臂向天空。

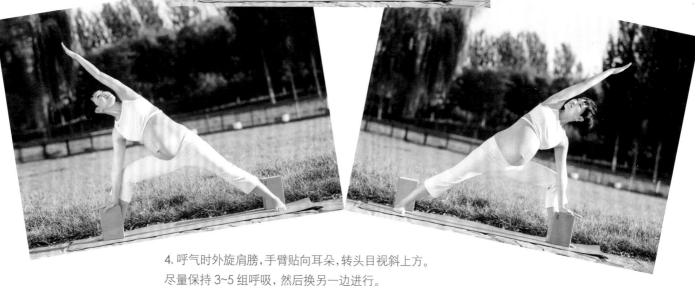

4. 呼气时外旋肩膀，手臂贴向耳朵，转头目视斜上方。
尽量保持 3~5 组呼吸，然后换另一边进行。

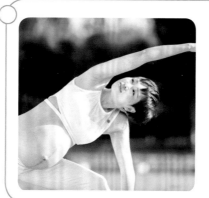

此时做做能缓解腰背痛苦，改善呼吸

此运动可加强腿部力量，开放的扭转帮助腹部找到更大的空间，改善胸闷等症状。在做此运动时，下侧的肩膀要远离耳朵，下方手向下推砖，感受到拉伸的感觉。膝盖不要内扣，向外打开，体会大腿内侧的拉伸。若这个时期已经出现耻骨疼痛，请不要练习此体式。

本月运动安全指导

　　孕6月，胎宝宝的体重让孕妈妈的腰背肌肉和脊椎压力增大，所以孕妈妈常出现腰背酸痛的症状。此时，如果孕妈妈能做一些缓解腰背部肌肉压力的动作，会令孕妈妈轻松很多。另外，由于腹部膨大，孕妈妈弯腰俯身时也要多加注意。

运动可缓解腰背酸痛

　　大多数孕妈妈在孕期会有腰背酸痛的现象，尤其是在孕6月较为明显，这是由于胎宝宝日益增加的体重改变了孕妈妈的身体重心，为了让身体重新获得平衡，只能将身体后倾，而这种姿势加重了腰背部的韧带和脊柱的负荷，导致腰背酸痛。

　　其实，对于大多数孕妈妈来说，孕期应该是一个比较安定的过渡期，在孕育胎宝宝的同时，孕妈妈和准爸爸要为宝宝的到来做好准备，无论是精神上还是物质上。而由于孕期激素分泌的变化和体形体重的改变，孕妈妈的情绪和身体状况也会在这个时期发生巨大的变化。恰当的运动可以缓解孕妈妈的腰背酸痛，放松心情，从而使孕期这个过渡的过程更加平和，最大可能地减少怀孕对孕妈准爸日常生活的影响。

补充营养的同时别忘了运动

　　孕妈妈只吃不运动，势必会超重，超重不仅会有生出巨大儿的风险，孕妈妈也极易患上妊娠并发症，这些并发症包括妊娠高血压疾病、妊娠糖尿病等。所以为了自己和胎宝宝的健康，孕妈妈要学会控制体重，一方面要注意饮食，另一方面要注意运动，两者结合，不仅能合理增长体重，还能缓解孕期的各种不适，有利于顺产，产后也能更快恢复窈窕身姿。

> 从本月开始，孕妈妈原来的运动内容应随时进行调整。有些孕妈妈认为，在孕期只要没有异常，做什么运动都是可以的。这种观点是极其错误的。尽管锻炼对健康有益并可有效控制体重增加，但是超负荷的运动则会引起身体的损伤和缺氧。因此，孕妈妈应根据自己的情况，及时调整运动量，限制剧烈运动。

适度运动

01 缓解
不适

02 每周
5 次

03 20
分钟/次

瘦孕

合理饮食

01 营养
适中

02 适量
补铁

03 预防
便秘

主动消除不良情绪

若孕妈妈在孕期感到心情不好时，可以通过出门散步晒太阳来缓解不良情绪，也可以试试下面的方法来调节自己的情绪。

◆ 买一本关于编织的书，买些五颜六色的毛线，学着为宝宝织点小东西，这个过程会让你很兴奋，也很有成就感。

◆ 读一些自己感兴趣的书，如开心的漫画书，或漂亮的图文书。选几本怀孕育儿的书，多学习会让自己更有信心。

◆ 每天照着孕期营养食谱做几个自己想吃的菜，到孕期结束时，会突然发现自己厨艺大增。

◆ 听一些放松心情的音乐，这也是音乐胎教的重要一环。

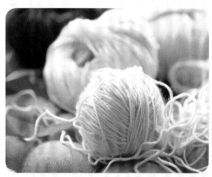

学着为宝宝织点小东西，柔软的毛线可以让孕妈妈感到放松。

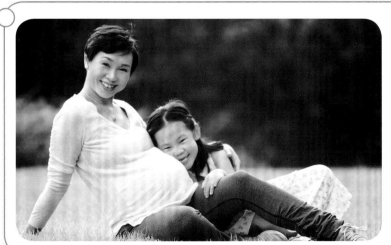

孕期情绪与胎宝宝息息相关

孕妈妈的不良情绪不利于胎宝宝的健康和心智发展，因此孕妈妈要尽量保持一个好心情，这对孕妈妈和胎宝宝都十分有好处。经常保持良好情绪的孕妈妈，体内的有益物质会让孕妈妈的身体处于最佳状态，十分有益于胎盘的血液循环，促使胎宝宝稳定地生长发育，并且不易发生流产、早产及妊娠并发症。

适合孕 6 月的运动

坐姿扭转二（球），转掉腰背酸痛

随着肚子的增大，孕妈妈会经常被腰背酸痛所困扰，这套球上扭转动作对于缓解背部的紧张和酸痛有很好的作用，孕妈妈不妨试一试。也可以让准爸爸加入进来，帮助保持身体平衡。

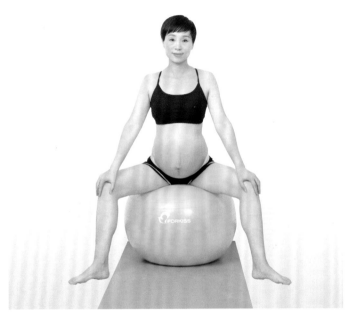

1 端坐于球上（也可以选择椅子），脚尖向外 45°，双膝向两侧分开朝向脚尖方向，双手放于双膝上。

小提醒：坐在球上时，要注意保持身体的平衡，等坐稳后再开始下一步的动作。

2 吸气时向上坐高，呼气时左手推左膝内侧，身体向右后方扭转。

小提醒：扭转时，手与膝盖对抗，不要把膝盖推向一边。此外，目光要跟着身体走。

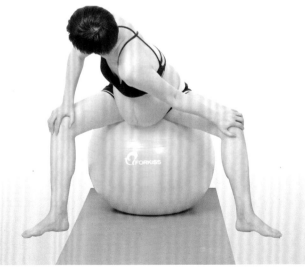

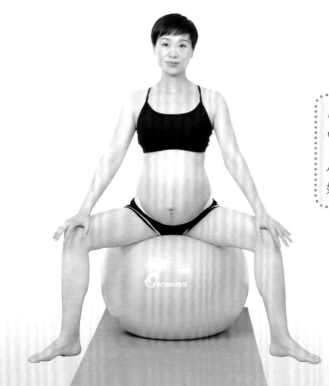

3 吸气时回到中间，保持步骤 1 的姿势。

小提醒： 要慢慢将身体扭转回初始动作，期间要注意身体的平衡。

4 呼气时反方向扭转。每侧做 3~5 次。

小提醒： 在扭转的同时，不要忘了保持均匀的呼吸，这会让身体更放松。

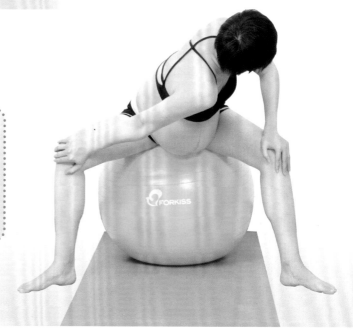

球上平衡，为顺产做准备

这套动作看似简单，实际上可以帮助孕妈妈锻炼盆底肌，从现在开始，经常做这套动作
对盆底肌有很好的锻炼效果，可以促进孕妈妈顺产。

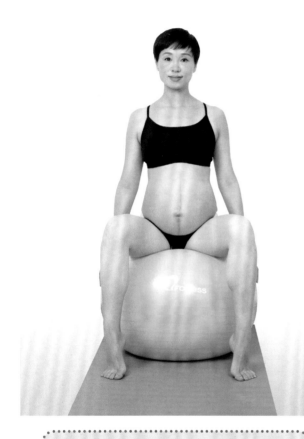 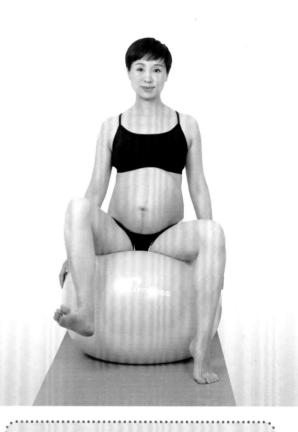

1 端坐于球上，双脚和小腿靠近球面，找到稳定感后将双脚的脚尖踮起。

小提醒：可以将球靠着墙面来完成，也可以将双手放在球的两侧，帮助身体保持平衡。

2 然后抬起右脚适应单腿的平衡。

小提醒：抬脚时要慢慢地抬起，并时刻保持身体平衡。

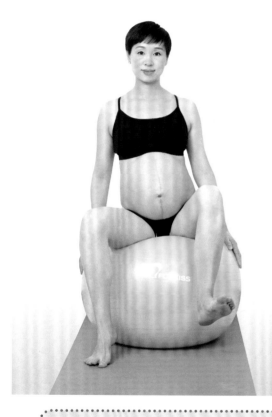

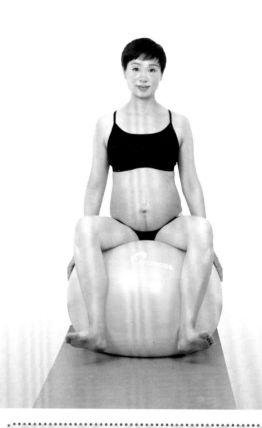

3 之后落脚换左脚抬起，待稳定后可以先将左脚放下休息。

小提醒：如果能稳定地停留在球上，尽量保持更长的时间。

4 将双脚一起向上抬起，双手自由摆放帮助自己保持平衡，保持一段时间。

小提醒：坐于球上时，尽量将重心略向后移动，并尝试收紧大腿内侧肌肉和盆底肌来帮助自己保持平衡。

明星私教 VIP 课程：加强腰腹部力量，使身体轻盈

半月式，舒展下腹部

孕月的增加会让孕妈妈经常感到胸闷气短，呼吸不畅。此时，不妨试试下面的动作，可以帮助孕妈妈打开身体，舒展心胸，缓解胸闷及呼吸不畅，对于焦虑的情绪也有很好的调节作用。

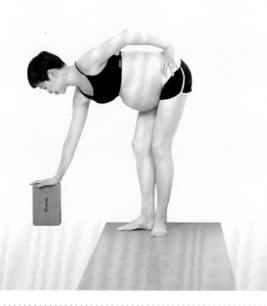

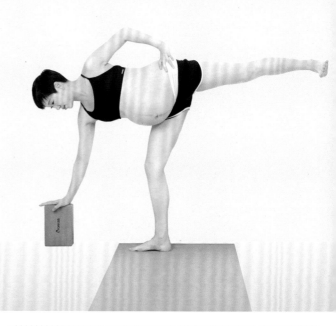

1 身体右侧靠向墙边，右手扶在瑜伽砖上，左手扶髋。

小提醒： 如感觉瑜伽砖有些低，可以选择扶椅子，但要尽量选择底盘稳固的。

2 弯曲右膝，左腿伸直，慢慢向后抬起，抬至与地面平行时身体向后靠在墙上。

小提醒： 当身体打开靠向墙面时，注意支撑腿的稳定性，不要用力推膝盖。

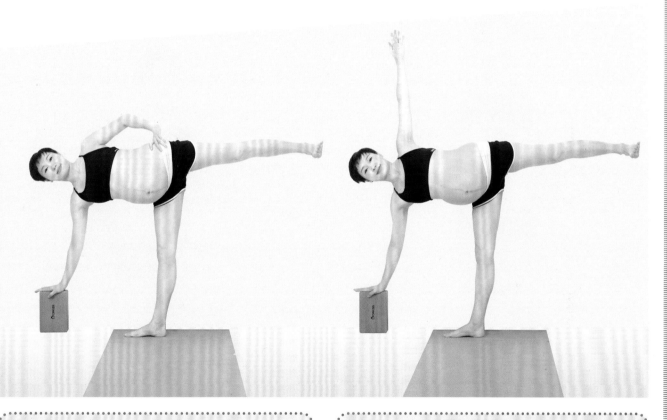

3 当身体稳定后，伸直支撑的右腿。

小提醒：若感觉舒服，停留时间可更长一些。

4 打开左手手臂向后靠墙。在此停留3~5组呼吸。

小提醒：保持均匀的呼吸，并注意身体的平衡。

靠球幻椅（球），强健腰背与腹肌力量

来到孕 6 月，肚子一天天变大，不少孕妈妈会觉得身重脚轻，此时就要加强双腿的力量
来支撑日渐变沉重的身体。这组动作可以在蹲起时帮助增加孕妈妈双腿的核心
力量，提升综合产力，因此孕妈妈可以经常做做。

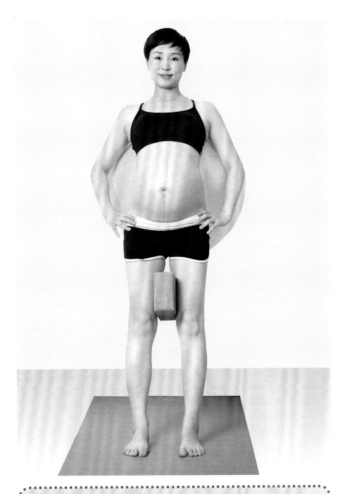

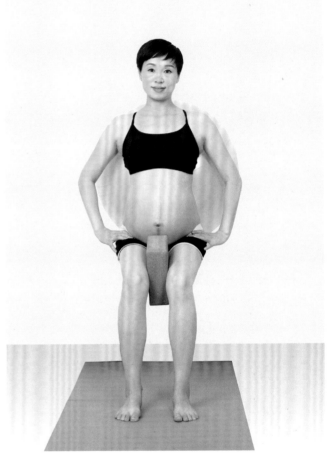

1 将球靠墙，背靠球，双脚分开与肩同宽，将 1 块瑜伽砖夹在双腿中间，双手扶髋。

小提醒：一定在瑜伽垫上来完成练习。背靠球时身体要保持微倾斜将球固定住，而瑜伽砖的作用是帮助稳定双膝保持平行。

2 吸气时胸腔扩展，呼气时弯曲双膝向下，双腿向内夹紧砖。

小提醒：屈膝时双膝与脚踝尽量垂直。

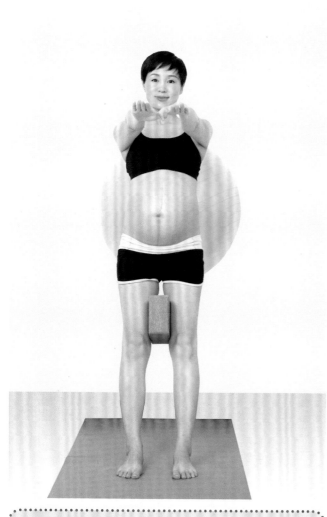

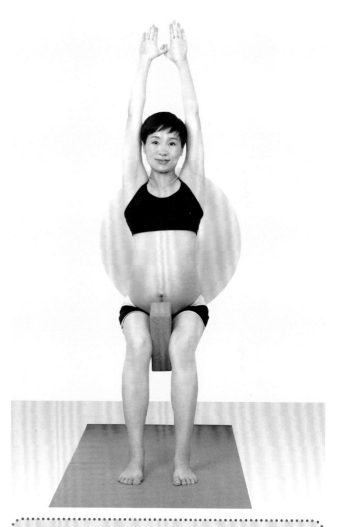

3 吸气时，身体向上站起，双手平举，大拇指相勾，重复 1 组 6 次。

小提醒： 在蹲下起身的过程中，腰部贴靠分娩球，用腹部的力量找到抱宝宝的感觉。

4 呼气时曲双膝向下，手臂向上举起且向耳后伸展，重复 1 组 6 次。

小提醒： 手臂尽量向后伸展，如果觉得拉伸使腹部太紧张，可以在自己的能力范围内向后伸展。

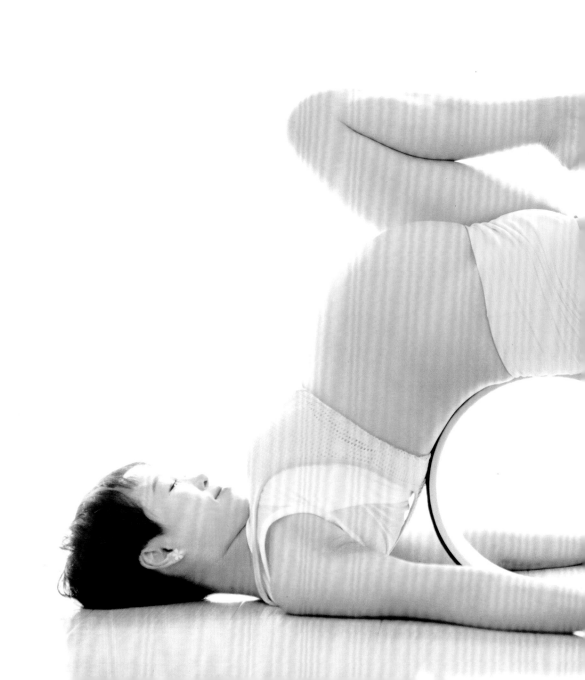

孕7月
呼吸畅快，妈妈宝宝都舒服

　　马上就要进入孕晚期，孕妈妈开始有些行动不便了。这时由于腹部迅速增大，孕妈妈会感到呼吸困难、容易疲劳，腿肿、脚肿、痔疮、静脉曲张等这些状况都会出现。此时孕妈妈依然要坚持运动，除了注重运动，孕妈妈也要注意营养的补充，以免出现贫血、腿抽筋的现象。

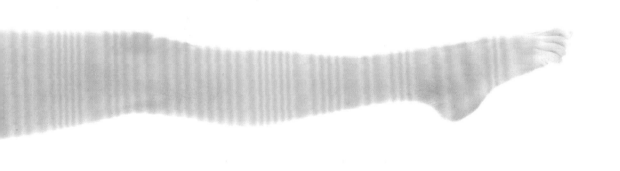

剑慧老师怀孕心得

日子过得好快啊，都已经怀孕 7 个月了。现在看着镜子中的自己，也觉得真是孕味十足，因此，我也会"大胆"地露出我的肚子。有很多学员会问我："剑慧老师，你怎么没有妊娠纹？你看看我的，都要愁死了。"其实，如果在孕期坚持运动，不仅能缓解身体的不适，还能拉伸肌肉，预防妊娠纹，因此，孕期也不要偷懒啊。

风吹树式

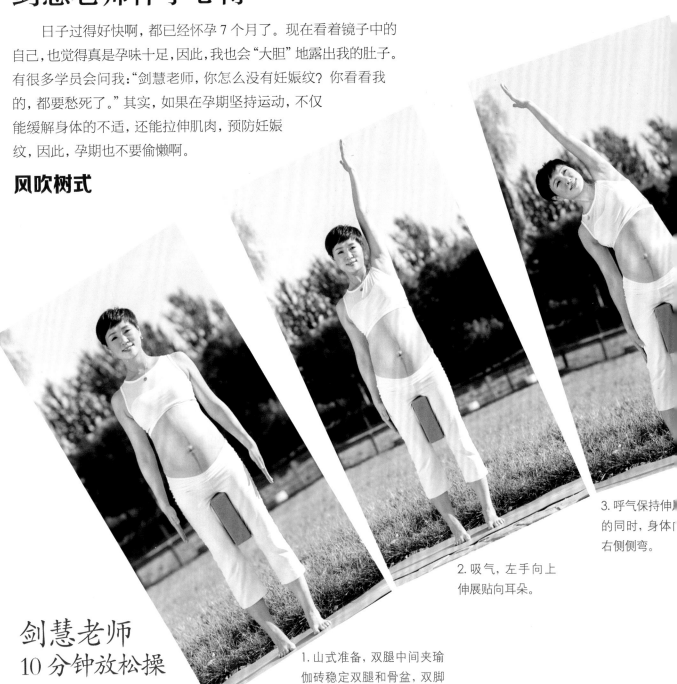

剑慧老师
10 分钟放松操

1. 山式准备，双腿中间夹瑜伽砖稳定双腿和骨盆，双脚保持平行。

2. 吸气，左手向上伸展贴向耳朵。

3. 呼气保持伸[展]的同时，身体[向]右侧侧弯。

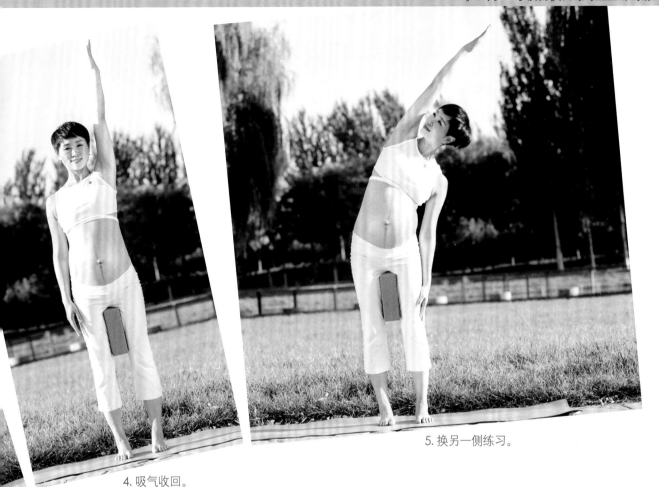

4. 吸气收回。

5. 换另一侧练习。

运动能预防妊娠高血压疾病

　　孕中后期是妊娠高血压疾病的高发期，孕妈妈可以多做做这套放松操，帮助身体放松，缓解身体的不适，还可以散散步、练习太极拳。要时常注意血压和体重的变化，每天测量血压并做记录，如果有不正常情况及时就医。此外还要保证正常的作息、足够的睡眠，饮食要低盐清淡。

本月运动安全指导

孕7月，孕妈妈的肚子更大了，身体重心开始后移，更容易出现腰酸背痛的感觉，而且增大的子宫会压迫其他器官，孕妈妈会感到呼吸不畅。在此阶段，孕妈妈做一些舒缓的放松孕妇操，有助于缓解肌肉酸痛，也有利于锻炼孕妈妈的肢体协调性和灵活性。不过，在做运动时，一定要以舒服为宜，如果感觉不适，应立即停下。

> 66 此阶段孕妈妈的肚子越来越明显，有些孕妈妈会出现胸闷气短、呼吸不畅的情况，所以此阶段的练习，除了以上几个月的练习以外，推荐做胸腔打开的练习，但更重要的是孕妈妈要注意自己平时生活中的姿态，时刻保持挺拔。 99

孕妈妈不要刻意节食

有些孕妈妈怕孕期吃得太胖影响形体，或担心胎宝宝太胖，出现分娩困难等，为此常常节制饮食，其实这种做法对自身和胎宝宝都十分不利。女性怀孕以后，新陈代谢变得旺盛起来，与妊娠有关的组织和器官也会发生增重变化，女性孕期要比孕前增重12千克左右。所以孕妈妈体重增加、身体发胖都是必然、合理的，大可不必过分担心和控制。

先天营养是决定胎宝宝生命力的重要环节，营养供给不足，会带来严重后果。如缺乏蛋白质，就会影响神经细胞的增殖，导致智力低下；缺乏矿物质如钙、磷等元素，会影响骨骼、牙齿的生长发育，导致软骨病；缺乏维生素，免疫力下降，会影响胎宝宝生长发育，甚至可导致发育不全，对宝宝今后的智力发育也有一定影响。

因此，孕妈妈要合理安排饮食，讲究荤素搭配、营养均衡，不要暴饮暴食，也不要节食。

随身携带小零食，防止运动中昏厥

孕妈妈切记不可空腹运动，因为空腹运动有可能发生意外。孕妈妈随身携带一些小零食，可防止运动中昏厥。因为运动时心率加快，有些孕妈妈还会微微出汗，如果能量不足，孕妈妈就会眼前发黑、软弱无力。可补充能量的食物有苹果、香蕉、坚果等。苹果含糖量适中，能够提供一定的能量，比较适合运动中食用；香蕉富含钾，可以降低运动过程中发生肌肉痉挛的危险；坚果除了能提供充足的能量外，其富含的蛋白质、矿物质还能增加饱腹感，提高运动时的耐力。

适度运动

01 预防妊娠高血压

02 每周四五次

03 20分钟/次

瘦孕

合理饮食

01 科学搭配

02 营养均衡

03 清淡低盐

户外运动可"补充"营养

阳光中的紫外线可以与皮肤下的 7- 脱氢胆固醇结合，在小肠吸收，经肝脏转化为人体所需要的、具有活性的维生素 D_3，所以，多去户外运动、晒太阳，孕妈妈可以获得维生素 D。但是晒太阳也是有学问的，下面就一起来了解一下。

◆冬天晒太阳最好在上午 10 点至下午 3 点之间，这段时间气温较高，不易受凉；夏天则要在上午 10 点前、下午 4 点后，这期间紫外线相对柔和。每天晒 20 分钟即可。

◆不要隔着玻璃晒，隔着玻璃晒太阳会阻碍紫外线，使皮下 7- 脱氢胆固醇无法发挥作用，使黑色素下降，越晒越黑。

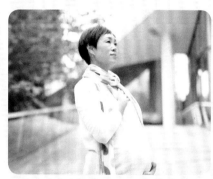

隔着玻璃晒太阳不仅不能补充维生素 D，反而会使黑色素下降，越晒越黑。

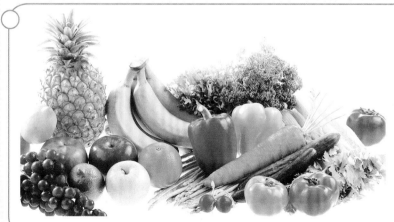

饮食合理搭配，营养要均衡

孕 7 月，孕妈妈的基础代谢加强，胎宝宝和孕妈妈体重增加幅度变快，要保持足够的热量摄入。孕妈妈宜摄入足够的蛋白质及蔬菜水果，除此之外，还应保持饮食的多样化，这样做可以保持营养的全面，保证人体所需的各种维生素和矿物质摄入足量。

适合孕 7 月的运动

轻柔卷腹（球），有助于储备产力

想要顺产的孕妈妈可以从此时起开始练习这组动作，这组动作可以帮助孕妈妈加强核心力量与双腿的力量，提升身体的稳定性，有利于第二产程的发力方式。

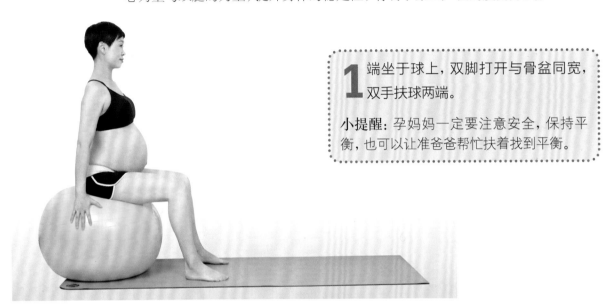

1 端坐于球上，双脚打开与骨盆同宽，双手扶球两端。

小提醒：孕妈妈一定要注意安全，保持平衡，也可以让准爸爸帮忙扶着找到平衡。

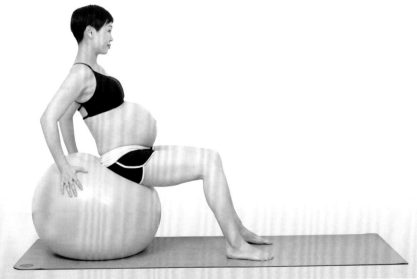

2 吸气时背部向上立高，呼气时背部向后推送，带动身体向后，同时双脚向前移动。

小提醒：在向前移动的过程中，不要过度地收缩腹部，尽量放松向前。

3 将背部靠在球上，目光看向前方，不要向后仰头，吸气时原路反回向上坐起。

小提醒：当背部靠在球上时，双腿和臀部用力，向上推起髋关节，身体像一个小桌面。

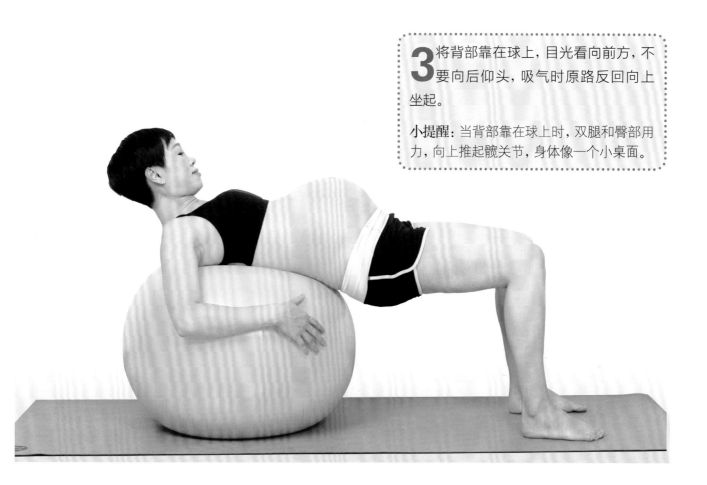

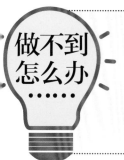

剑慧老师来支招：在运动过程中孕妈妈要将背部慢慢向后推送，同时要保持身体的平衡，避免摔倒。如果担心平衡感不好，可以让准爸爸或家人在旁边帮忙扶着，保持平衡。

坚持就会有成效：刚开始运动时，孕妈妈可能会担心危险，这时可以根据自身的情况来调整完成度，不必做到规范。但是可以经常练习，慢慢规范，对顺产很有利。

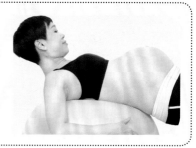

抱球侧抬腿，增强侧腰力量

这套动作主要是侧腰力量的训练，以加强腹内外斜肌的力量，帮助稳定腹直肌，并对产后腹直肌的恢复起到很好的作用。

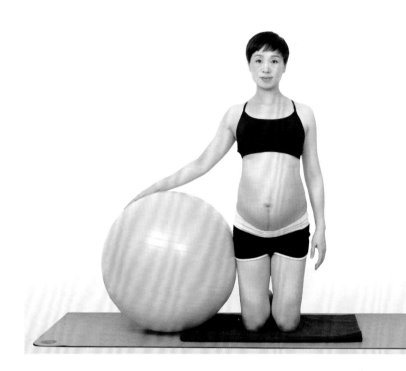

1 双膝跪地，将球贴于右侧大腿外侧。

小提醒：在膝盖下垫上一块毛毯，防止在运动过程中膝盖疼痛。

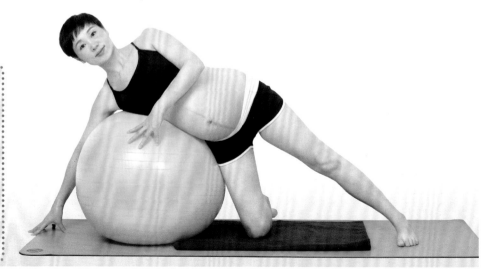

2 当球与大腿产生摩擦力后，右手臂跨过球支撑于地面，身体依靠球，左腿向外伸直，左手扶球，吸气时保持挺胸。

小提醒：支撑的腿尽量保持与地面垂直，这样可以清晰地体会侧腰的发力。

3 呼气时将左腿抬起至与骨盆平行位置，吸气时轻轻落地，呼气时继续抬起，重复做 8 次。

小提醒： 如果在练习过程中感觉颈部压力较大，可以用扶球的手放在枕骨的位置托住头部来缓解。

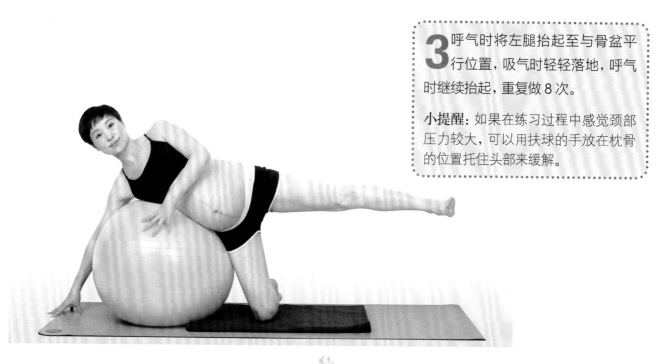

4 当第 8 次结束时，保持左腿在空中停留 3~5 组呼吸，再缓慢放下，换另外一侧练习。

小提醒： 如果孕妈妈经常练习且稳定性很好，可以将扶球的手臂向上伸直。

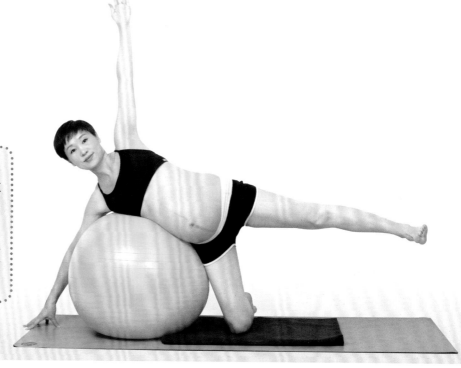

明星私教 VIP 课程：预防孕期胀气

门闩式，减少腹部挤胀感

此运动可伸展躯干两侧，柔软腹壁，减少因孕晚期带来腹部挤胀感，对于背部疼痛也有很好的缓解作用。此外，若孕晚期出现耻骨疼痛，还可将直腿侧的脚掌外侧抵在墙根处，帮助稳定骨盆。

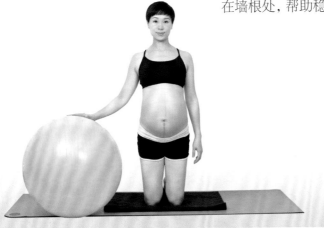

1 跪立于毛毯上，右手先扶着球。

小提醒： 在膝盖下垫一块毛毯，防止在运动过程中膝盖疼痛。

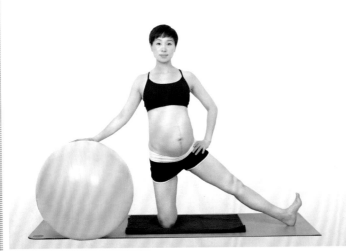

2 左手放于髋部，伸直左腿向外打开，脚趾回勾向膝盖方向，脚跟与右膝对齐。

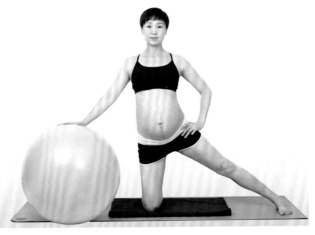

3 左脚放平，脚踝前侧伸展，左腿小腿胫骨下压，感受拉伸，背部向上伸展。

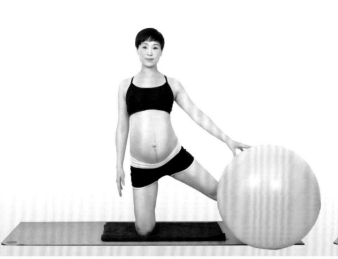

4 将球移向左手。

小提醒：移动球时，腿部保持不变。

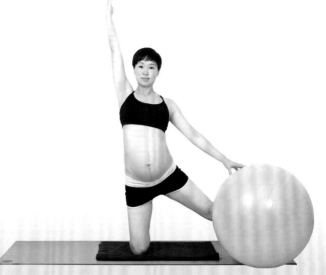

5 呼气，右手臂向上伸展，手心向内旋转。

小提醒：始终保持身体直立。

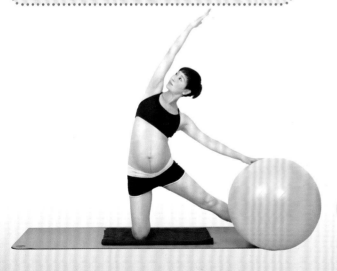

6 身体向左侧弯曲，左手推动球向左侧移动，打开胸腔向上翻转，眼睛向上看。

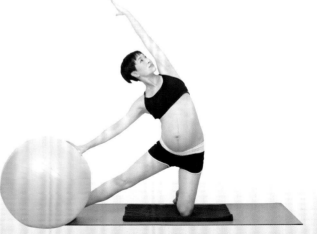

7 停留 3~5 组呼吸，随着吸气还原。换另外一侧练习。

开心扭转，身体更顺畅

孕晚期，孕妈妈的行动越来越不方便，这组运动是孕晚期很少的扭转动作之一，孕妈妈
适当做做，可以缓解背部疼痛和呼吸困难，并按摩内脏，减少孕晚期便秘的发生。

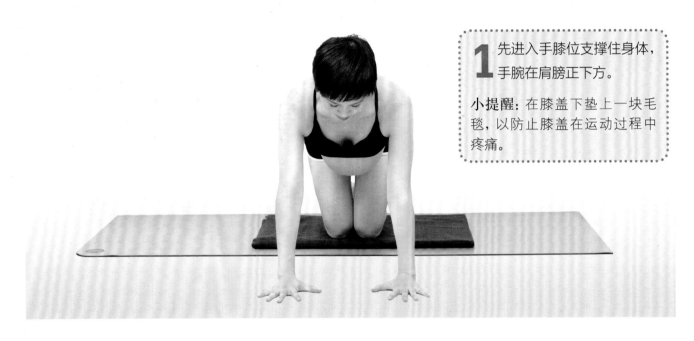

1 先进入手膝位支撑住身体，手腕在肩膀正下方。

小提醒： 在膝盖下垫上一块毛毯，以防止膝盖在运动过程中疼痛。

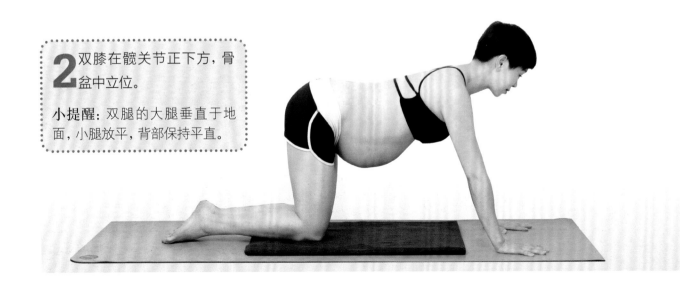

2 双膝在髋关节正下方，骨盆中立位。

小提醒： 双腿的大腿垂直于地面，小腿放平，背部保持平直。

3 向右侧打开右腿，脚趾内收，足弓与左膝对齐，右腿尽量伸直，且脚外侧压向地面，延长脊柱向前。吸气，左手向下用力推向地面，肩膀拉离耳朵，右手臂向上打开，目光跟着手指尖向上看，在此体会胸腔扩展的畅快与舒适。

小提醒： 十个手指大大地张开，感到手腕有压力的孕妈妈，可以把垫子边缘卷起垫在手腕下方。

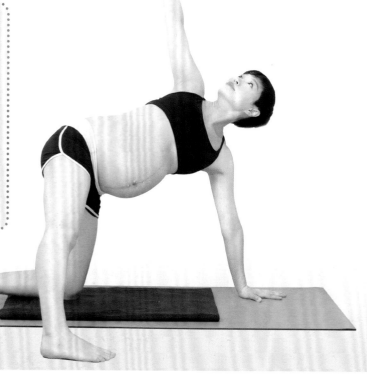

4 呼气，右手臂拉回并向左侧伸出，想象在给自己一个大大的拥抱，感受背部的伸展与扭转。以此节奏做 5~8 组，换另一侧重复。

小提醒： 在扭转的同时要时刻保持手臂伸直，背部平直。

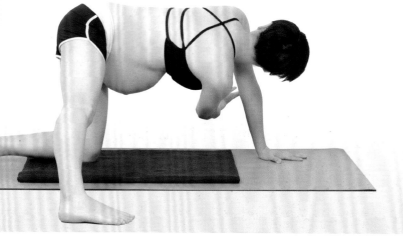

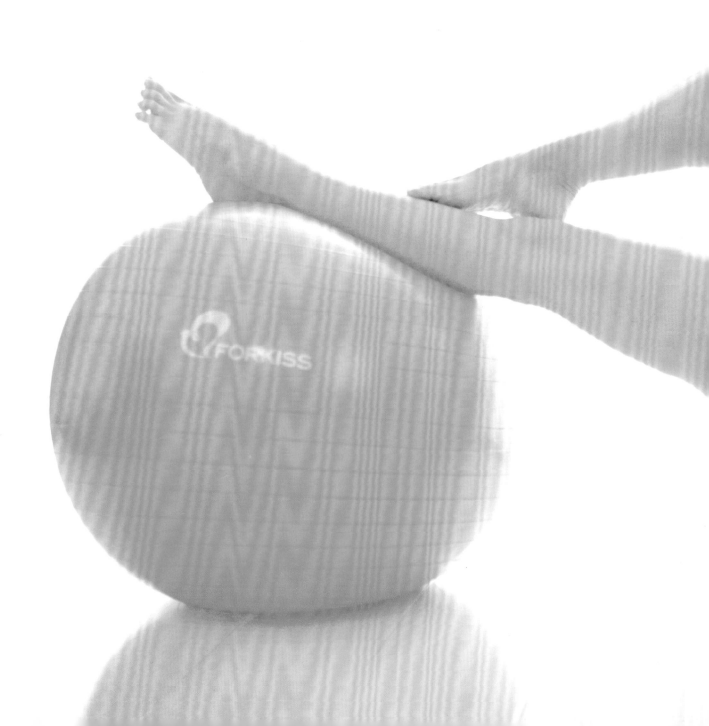

孕 8 月
大肚妈妈爱运动

　　与宝宝见面的时刻越来越近了，孕妈妈心中却多了忐忑，"宝宝能否顺利出生，生产时会不会很痛……"不要胡思乱想了，运动起来，既能缓解焦虑的心情，还能促进顺产。因此，进入孕 8 月，孕妈妈要继续保持运动，做个爱运动的大肚妈妈，为将来的顺利分娩打下良好的基础。但是在运动的过程中，一定要注意安全第一。

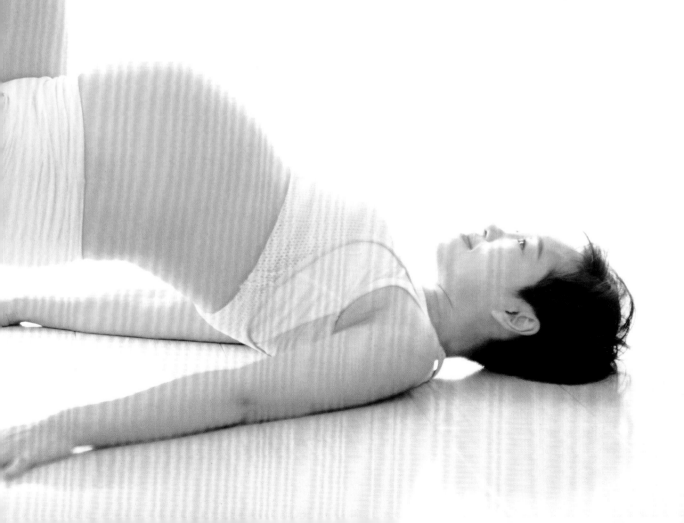

剑慧老师怀孕心得

进入孕晚期，也是小家伙迅速发育的阶段，因此，我的胃口也变得相当好。但是还是那句话，吃什么都要适量，而且还要注意均衡搭配，蔬果、粗粮都要适当吃。由于肚子越来越大，身体也越来越笨重，疲劳感也相应增加了。虽然还是要继续运动，但是在运动时一定要注意安全和力度，一切以自身的感受为主。

舞蹈式

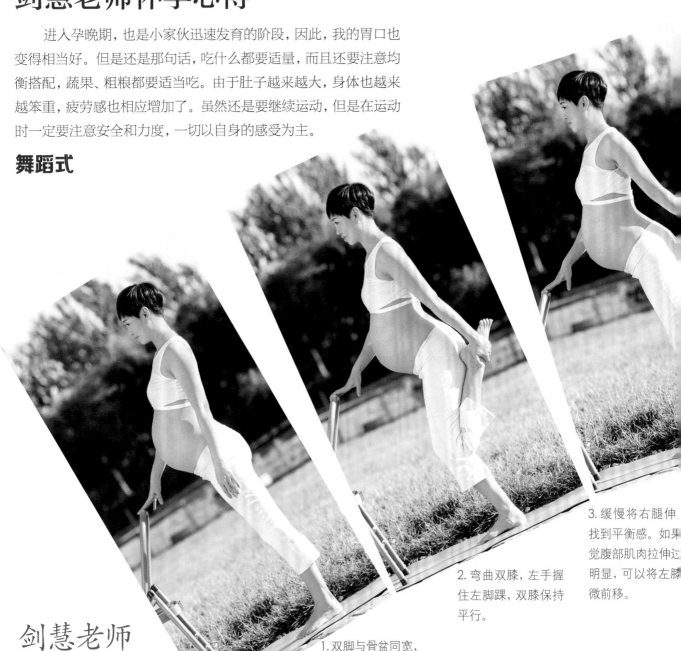

剑慧老师
10分钟放松操

1.双脚与骨盆同宽，右手扶椅子。

2.弯曲双膝，左手握住左脚踝，双膝保持平行。

3.缓慢将右腿伸，找到平衡感。如果觉腹部肌肉拉伸这明显，可以将左膝微前移。

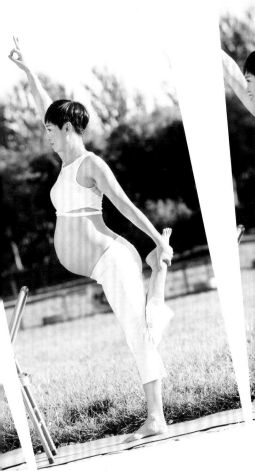
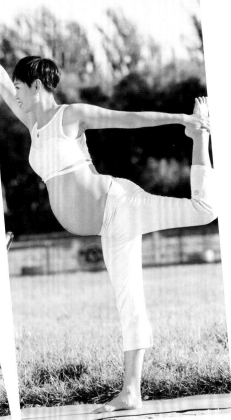
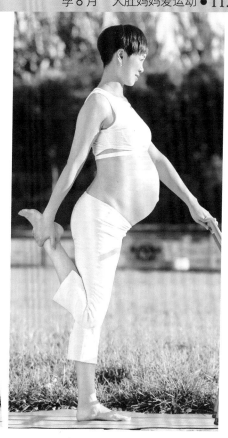

4. 将右手伸向天空。如果孕妈妈做不到标准动作也无妨，大腿前侧的伸展是关键。

5. 如果想加强大腿前侧的伸展，可以将左腿向后打开，保持3~5个呼吸。

6. 换另一侧练习。后弯的打开练习，可以很好地缓解因宫底升高带来的呼吸问题。平衡体式的练习也有助于平静情绪，提升注意力。但如果孕妈妈出现耻骨疼痛，不适合此运动。

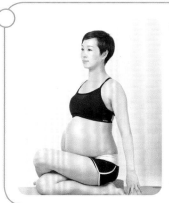

孕晚期运动注意事项

孕晚期运动时，一定要以安全、舒适为主，不可勉强。在运动过程中，要逐渐适应运动动作，不要强求，要从自己能做的动作开始，逐渐让身体习惯。运动频率以每天10次为限，不要太苛求自己，要根据自己的身体情况适当调整练习的次数。此外，肚子胀时应停止练习；不宜在没人陪同的情况下进行运动，以免出现危险。

本月运动安全指导

进入孕 8 月，离和宝宝见面的日子又近了一步。此时虽然孕妈妈的动作更加笨重，行动更加不便，但是对于孕妈妈来说，在保证运动安全的前提下，还是要坚持锻炼身体，为日后的分娩提供一个良好的身体基础。对于平时不爱运动的孕妈妈来说，散步是最好的运动方式，但是对于爱运动的孕妈妈来说，可以继续尝试做孕妇操和孕妇瑜伽。

"
此时，孕妈妈的腹部增大，体重增加。运动多与打开胸腔、伸展双腿内侧和放松下腹部有关。如果运动过程中有疲劳感出现，可选择用辅助工具或运动中间稍作休息。运动前衣服的选择很重要，除宽松舒适以外，建议内衣选用运动款，以免影响呼吸。"

脐带绕颈不要慌

脐带绕颈与脐带长度及胎动有关，若胎宝宝较多地自动回转、倒转，就可能导致脐带绕颈。脐带绕颈一般没什么危险，不必过于担心。

胎宝宝是一直动的，所以才会出现脐带绕颈，也有可能会通过胎动将脐带自动绕开。孕妈妈不可想当然地通过锻炼来纠正脐带绕颈，这样会带来更大的风险。应减少震动，不要做幅度大的运动，多休息，如果检查发现可以纠正，最好在医生指导下进行。

孕晚期起床动作要缓慢

到了孕晚期，为了避免发生意外早产，任何过猛的动作都是不允许的。孕妈妈起床时，如果睡姿是仰卧的，应当先将身体转向一侧，弯曲双腿的同时，转动肩部和臀部，再慢慢移向床边，用双手撑床，双腿滑到床下，坐在床沿上，稍坐片刻后再慢慢起身站立。

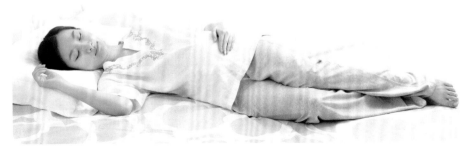

孕晚期起床时应尽量侧卧起身，避免腹部用力引发早产。

预防早产

　　早产对宝宝的生命威胁较大，因为身体未完全发育好，各器官发育不成熟，有可能引起一系列病症和危险，要预防早产，孕妈妈在日常生活和工作中需多加注意。

　　◆不要碰撞腹部。不要到人多的地方或在上下班高峰时外出。孕妈妈被人碰一下就有跌倒的危险，特别是上台阶时，一定要注意一步一步地走稳。不要拿重东西或拿高处的东西，以免碰到腹部。

　　◆不要刺激腹部。一般意义上的夫妻生活与早产没有关系，但在孕晚期进行夫妻生活会刺激子宫收缩，因此引起早产，所以应禁止夫妻生活。

　　◆要注意静养。不安的情绪、轻度疲劳、烦恼，甚至噪音都可能引起早产，因此孕妈妈要保持精神上的愉快和放松，不要胡思乱想，要注意静养，保证睡眠充足。

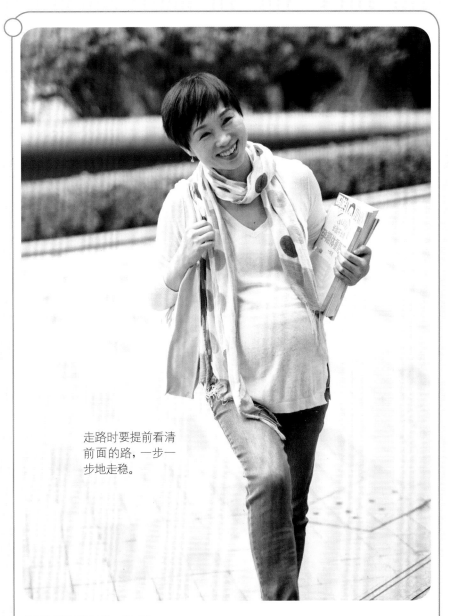

走路时要提前看清前面的路，一步一步地走稳。

孕晚期要防跌、防撞

由于腹部的增大，孕妈妈走路时已经看不到脚下的路了，所以外出时不要东张西望，要提前看清楚前面的路。不要到人多拥挤的地方去，如果必须去，最好有人陪伴。穿着轻便，不要穿太长、太肥的衣服以降低被东西刮到的概率。

适合孕 8 月的运动

战士一式，让身体更轻便

孕晚期，腹部持续增大，腹腔器官因此被挤压，易消化不良、便秘，此时做做这套运动，
有助于按摩肝和脾，改善消化不良症状，减轻腹部的沉重感。

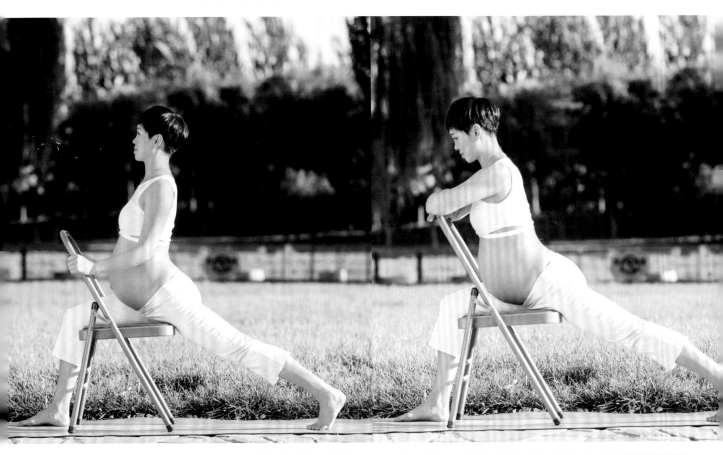

1 椅背向前，右腿穿过椅背屈膝坐在椅子上，左腿伸直并且内旋，将骨盆的左侧向前推送，尽量做到骨盆两侧平行，脚后跟向上抬起，保持足弓的力量，双手扶住椅子两侧。

2 保持身体的平衡，将双臂放在椅背上，身体向前倾，拉伸背部。

小提醒：身体前倾时不要将背部塌陷，保持直立。

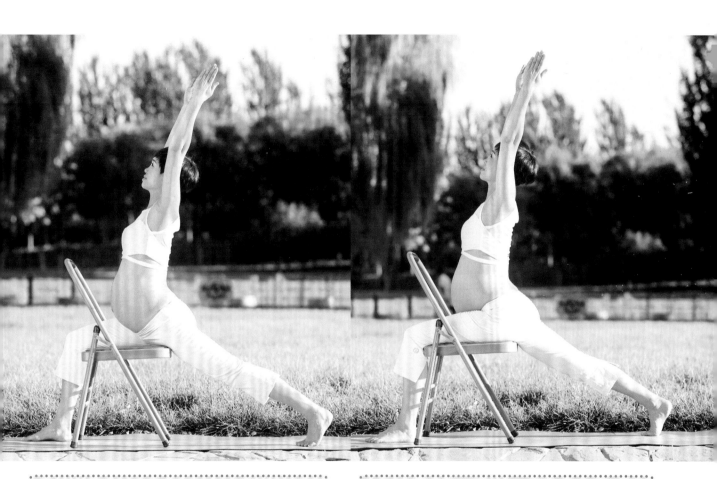

3 身体尽量向后延展，同时尾骨内收，目光平视前方。平衡后，可选择性地将手臂向上伸。

小提醒：若腹部肌肉拉伸明显，双手不要上举。

4 一侧保持 5 组呼吸后，换另外一侧练习。

小提醒：如果没有椅子，双手扶墙也同样可以完成此体式。

加强侧伸展，缓解水肿

孕晚期，孕妈妈整个人都感觉"沉沉"的，还会被水肿所困扰。此时，进行这套运动，

不仅能强健腹肌，缓解下背部疼痛，使身体变得轻盈、自在，

还能缓解小腿的肿胀感。

1 椅子置于垫子前端，双手扶于椅子座位上，双脚向后离椅子大概自己一条腿的长度，双脚打开与髋同宽，脚跟下压。

小提醒：孕妈妈尽量不要选择折叠椅，要选择底盘稳固的椅子，以防运动时发生危险。

2 向前迈右脚贴合在椅子腿边上，吸气时延展背部向前，颈部拉长，在身体前侧创造更多的空间感，同时调整髋关节至平行，感受左腿后侧的拉伸。

小提醒：孕妈妈左脚的脚跟尽量不要抬起，感受腿部后侧的拉伸。

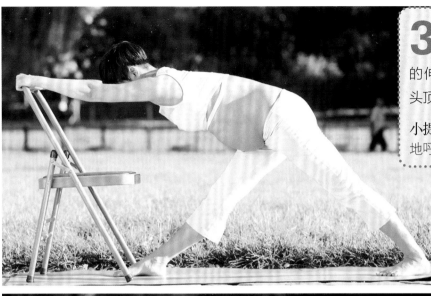

3 如果感觉舒适,可将双手向前向上放置于椅背上方,体会侧肋及腋窝的伸展,整条脊柱从尾骨一直延伸至头顶。

小提醒:背部尽可能向前延展,以便更好地呼吸。

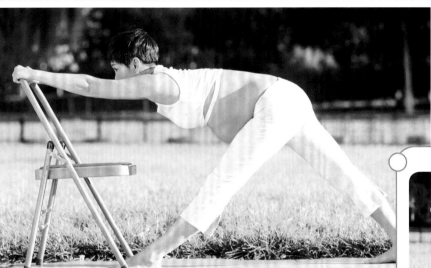

4 一侧保持 5 组呼吸后,换另一侧练习。

小提醒:孕妈妈可以先根据自己的接受度做这套动作,然后慢慢递进直到规范。

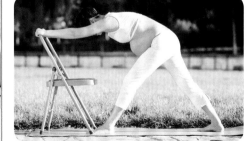

不规范做法

在拉伸的过程中,孕妈妈不要将背部拱起,要时刻保持平直。

明星私教 VIP 课程：加强腿部力量，预防孕期腿抽筋

剪步蹲（球），稳定重心

腹部的增大，难免让孕妈妈的重心不稳，走路时总感觉身体前倾。因此这套运动，可以
加强孕妈妈的腿部力量与平衡感，稳定重心，保持更好的孕期姿态。

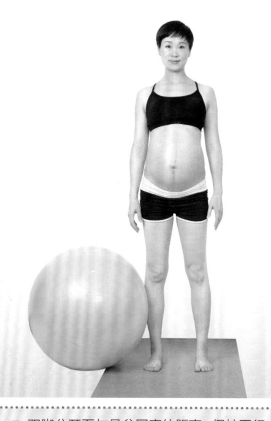 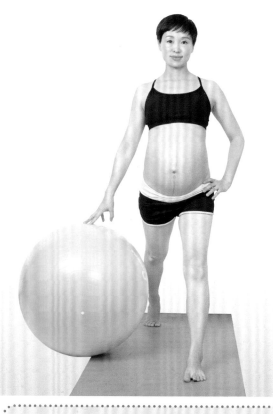

1 双脚分开至与骨盆同宽的距离，保持平行。

小提醒： 将球放在身体右侧，贴近右腿小腿。

2 右手扶球，左手放于髋关节，背部保持向上立直，右脚向后迈 90 厘米左右，脚跟抬起；吸气，脊柱向上，背部向上立高，双腿伸直或微弯曲。

小提醒： 注意不要将身体的重量都放在球上，这样很容易发生危险。

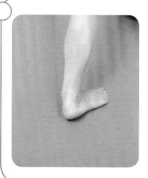

不规范做法一

　　脚跟要抬起，用前脚掌着地，支撑身体。

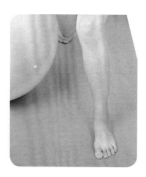

不规范做法二

　　前侧的膝盖弯曲时，不要超过脚踝，且不要内扣或是外翻。

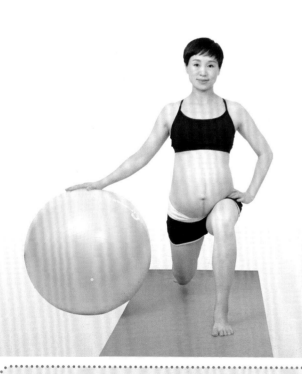

3 呼气，屈双膝下蹲，双腿尽量弯曲90°，后膝盖不着地，前膝盖停在脚踝正上方，右手可借助球稳定身体；吸气时向上站起，做蹲起6~8次。

小提醒：在最后一次下蹲中，可多停留2组呼吸，下蹲时要根据自身情况进行调整。

4 如果能轻松做到步骤3，可将左手向上举过头顶，带动身体向右侧侧弯，吸气收回站起。换另外一侧。

小提醒：对于膝关节超伸的孕妈妈，可选择站起时也保持微屈膝。

战士三式，强健脊椎

这套动作可以强健孕妈妈的脊椎，缓解背痛，强健尾骨周围的肌肉，让孕妈妈的心脏得到休息。

1 双手扶椅子，双脚分开与骨盆同宽，找到双腿的稳定性。

小提醒：站立时，尽量将重心放在左腿上。有耻骨疼痛的孕妈妈请不要练习。

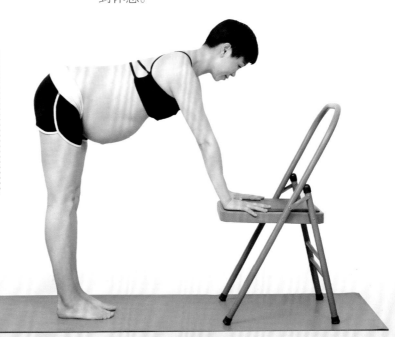

2 呼气，右腿向后抬起，保持骨盆的稳定和中立位，右脚脚趾回勾，脚跟推向后方，找到胸腔向前延伸的力量。

小提醒：若右腿抬起很吃力，可弯曲左膝来完成。

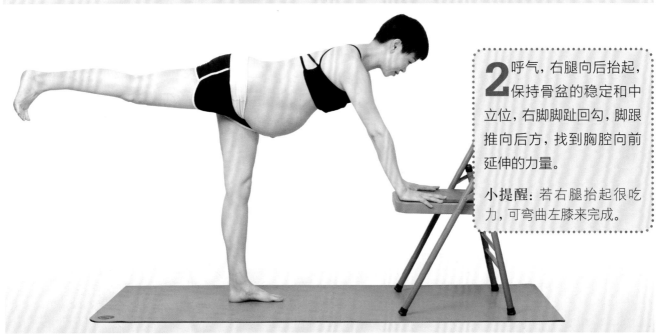

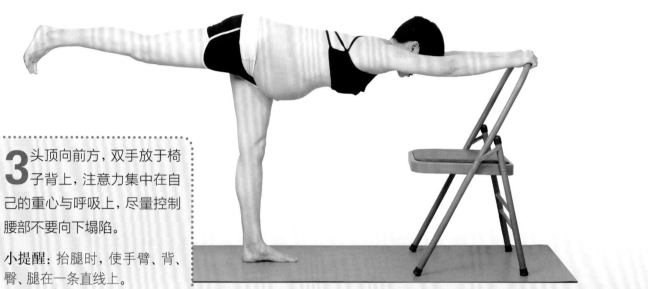

3 头顶向前方，双手放于椅子背上，注意力集中在自己的重心与呼吸上，尽量控制腰部不要向下塌陷。

小提醒：抬腿时，使手臂、背、臀、腿在一条直线上。

4 在一侧保持 3~5 个呼吸后放下，换另外一侧继续。

小提醒：运动时保持均匀的呼吸会让身体自然放松，运动起来也不会那么累。

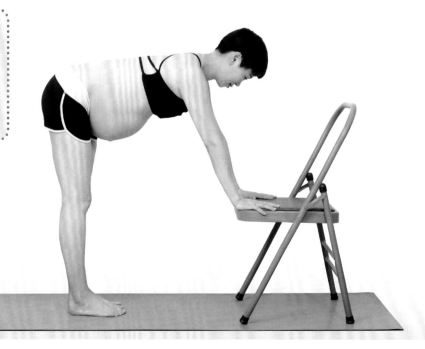

坐姿背部伸展，缓解腿部水肿

孕晚期，有些孕妈妈的腿部水肿严重，而这套伸展运动，可以加强孕妈妈的背部力量，利于保持良好姿态，同时有效地拉伸双腿，缓解腿脚肿胀与紧张。

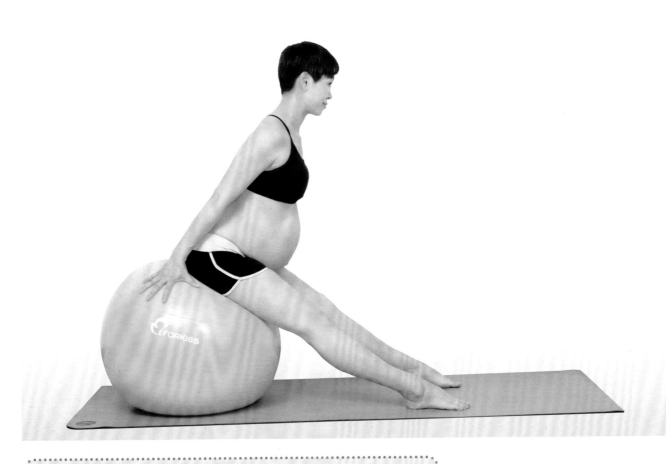

1 端坐于球上，双手在身体两侧扶球，双腿向前伸直，脚掌压地，身体向前倾与双腿开成 90° 角，背部保持挺直有力。

小提醒：孕妈妈一定要在球上坐稳后再开始下一步的动作。

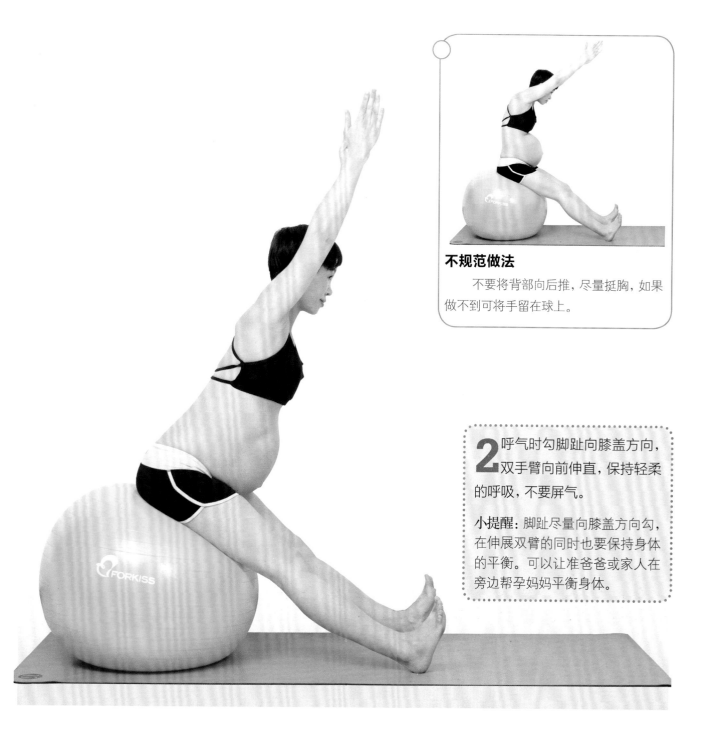

不规范做法

　　不要将背部向后推，尽量挺胸，如果做不到可将手留在球上。

2 呼气时勾脚趾向膝盖方向，双手臂向前伸直，保持轻柔的呼吸，不要屏气。

小提醒：脚趾尽量向膝盖方向勾，在伸展双臂的同时也要保持身体的平衡。可以让准爸爸或家人在旁边帮孕妈妈平衡身体。

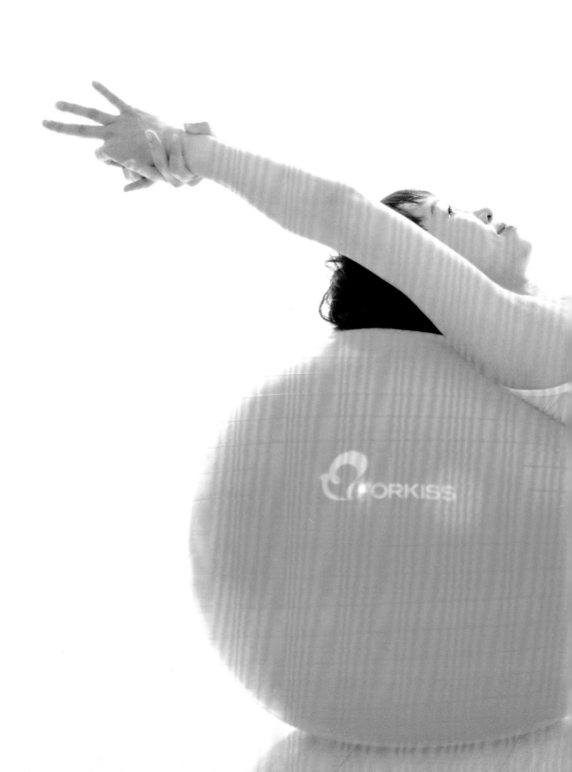

孕9月
每周3次健身操

在孕9月，孕妈妈的身体已经非常笨重了。胎宝宝随时都有可能出生，所以孕妈妈在日常生活中要格外小心，避免腹部受到外力压迫。此时，动一动更舒适，但是在运动时，也要格外小心，可每周做3次孕妇操，舒展身体，缓解孕期的不适感。

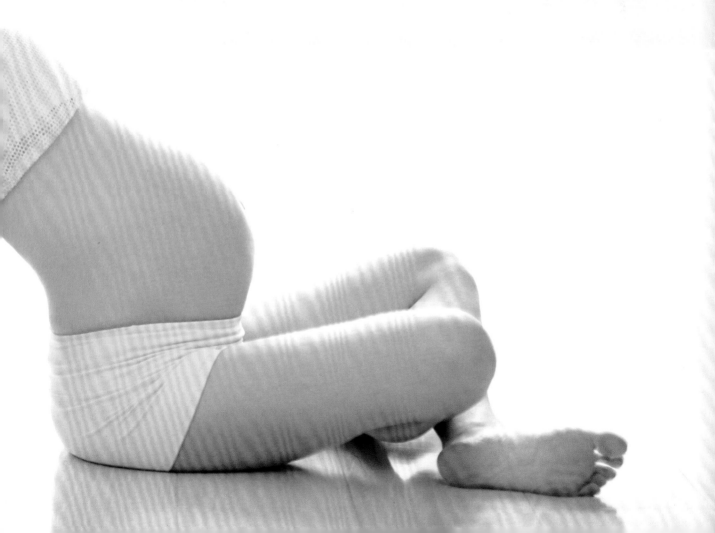

剑慧老师怀孕心得

还有 1 个月就要和小家伙见面了,我心中还是满怀期待的,现在时不时地会想以后有了他,一家四口的画面。不过对于他的到来,最开心的就是逗逗了,现在她已经迫不及待地天天催着我给小家伙准备房间、衣服等必需品,还自己用心地给他准备了礼物。看到这些,我真是觉得幸福无比。临近预产期,现在要开始做助产运动,有利于顺产。

坐角式

剑慧老师
10 分钟放松操

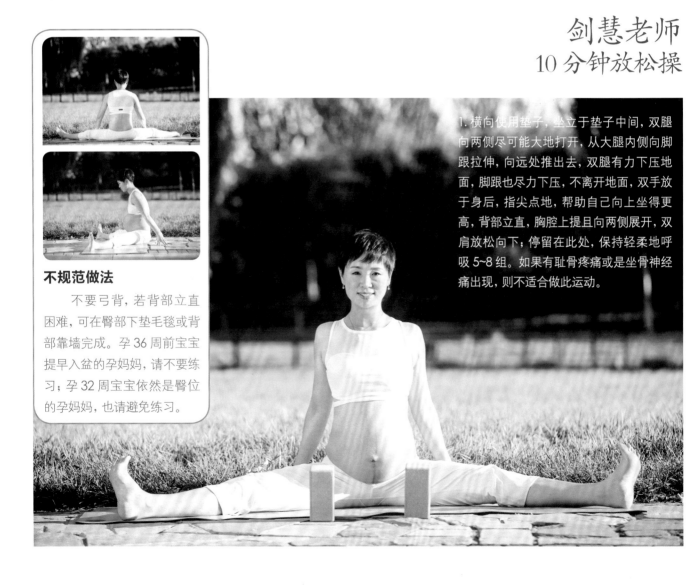

不规范做法

不要弓背,若背部立直困难,可在臀部下垫毛毯或背部靠墙完成。孕 36 周前宝宝提早入盆的孕妈妈,请不要练习;孕 32 周宝宝依然是臀位的孕妈妈,也请避免练习。

1. 横向使用垫子,坐立于垫子中间,双腿向两侧尽可能大地打开,从大腿内侧向脚跟拉伸,向远处推出去,双腿有力下压地面,脚跟也尽力下压,不离开地面,双手放于身后,指尖点地,帮助自己向上坐得更高,背部立直,胸腔上提且向两侧展开,双肩放松向下;停留在此处,保持轻柔地呼吸 5~8 组。如果有耻骨疼痛或是坐骨神经痛出现,则不适合做此运动。

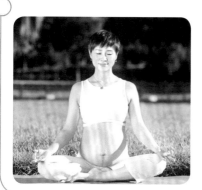

分娩前的准备运动

在分娩前做这个运动可以帮助孕妈妈强健骨盆区域和下背部的肌肉，改善骨盆和腹部区域的血液循环。此外，孕妈妈也可进行浅呼吸。盘坐，嘴微微张开，进行吸气和呼气，呼气与吸气之间要间隔相等的轻而浅的呼吸，以解除腹部的紧张感。

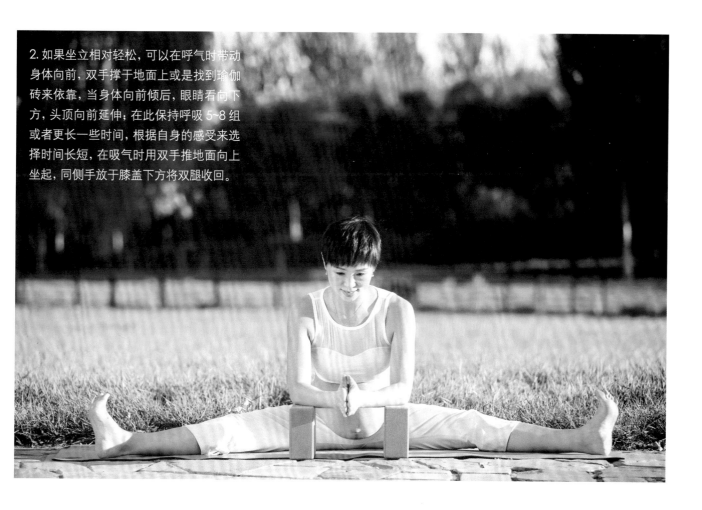

2. 如果坐立相对轻松，可以在呼气时带动身体向前，双手撑于地面上或是找到瑜伽砖来依靠，当身体向前倾后，眼睛看向下方，头顶向前延伸；在此保持呼吸 5~8 组或者更长一些时间，根据自身的感受来选择时间长短，在吸气时用双手推地面向上坐起，同侧手放于膝盖下方将双腿收回。

本月运动安全指导

到孕 9 月月底，胎宝宝已经足月，随时都有可能出生，所以孕妈妈在日常生活中要随时做好迎接小生命的准备。不仅要注意生活中的小细节，也要避免腹部受到外力压迫。此时还要坚持运动，运动时，尽量避免以前从未做过的大幅度动作或剧烈运动。可适当做些拉伸、扭转，以缓解孕晚期的肌肉酸痛。

> 此时孕妈妈背部的压力依然存在，而且由于胎宝宝头部的压迫，盆底肌和大腿根部的压力增加，便秘的情况也会有所加重，腿脚肿胀也随之而来。此时需要更多的伸展与扭转运动来舒缓孕期的各种不适症状。

孕晚期旅行容易导致早产

怀孕后，孕妈妈体内各系统都会发生很大的变化，到了孕晚期这些变化更为明显，子宫、乳房逐渐增大，血容量逐渐增加，身体负担明显加重。其次，胃酸分泌减少，胃蠕动减弱，易出现腹胀和便秘；骨盆韧带变软，关节变松，严重时可造成关节疼痛，加上胎宝宝在肚子里逐渐增大，使孕妈妈体重明显增加，致使孕妈妈行动不灵活，容易感到疲劳。

如果孕晚期长途旅行，孕妈妈会因乘车时间过长、体力消耗过度、食欲不佳、睡眠不足等诱发疾病，加上不良环境因素的作用（如路途颠簸、天气变化、环境嘈杂、乘车疲劳等），也会对孕妈妈的心理产生负面影响，甚至会导致早产。

外出旅行人多拥挤，建议孕妈妈在孕晚期不要出远门，以保证孕妈妈和胎宝宝的安全，避免旅途中突然临产增加危险。

孕晚期不要搭乘飞机

如果孕妈妈必须出行，一定要注意交通工具的选择，如果路途不算太远最好是私家车，并且走市区道路，沿途的医院最好也提前做好了解。

孕晚期孕妈妈不要坐飞机。航空部门也有相关的规定，怀孕达 8 个月但不足 9 个月的孕妈妈，需要在乘机前 72 小时内提供省级以上医疗单位盖章的《诊断证明书》，经航空公司同意后方可购票乘机。

适度运动

01 健身操为主

02 每周3次

03 15分钟/次

瘦孕

合理饮食

01 补充维生素K

02 预防早产

03 避免营养过剩

孕晚期运动有助于降糖

孕晚期，是妊娠糖尿病的高发期，此时适当运动，不但有利于控制血糖，还可防止妊娠期体重过度增加，对母子的健康都有利。糖尿病孕妈妈应选择比较舒缓、有节奏的运动项目，如散步、缓慢的体操、太极拳等。此外，下面的方法也可帮助孕妈妈降糖。

◆注意餐次分配。少吃多餐，将每天应摄取的食物分成五六餐。特别要避免晚餐与隔天早餐的时间间隔过长，可在睡前吃些点心。每日的饮食总量要控制好。

◆多摄取膳食纤维。如用糙米或五谷米饭代替白米饭，增加蔬菜的摄取量，吃新鲜水果，不喝饮料等，但千万不可无限量地吃水果。

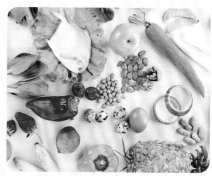

蔬菜水果中丰富的膳食纤维有助于降低血糖，控制体重。

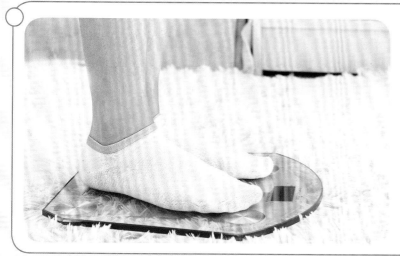

超重是患妊娠糖尿病的第一诱因

肥胖容易诱发妊娠糖尿病，孕妈妈体重增长过快、过多危害很大，如果过于肥胖，可能会造成妊娠高血压疾病、胰岛素抵抗、血脂异常症，特别是妊娠糖尿病及其并发症。所以孕期一定要将体重控制在合理范围内。孕前超重的孕妈妈，在孕期要合理饮食，控制自己的孕期增重比普通孕妈妈少一些，这样才能避免妊娠糖尿病的发生。

适合孕 9 月的运动

侧板式，加强身体稳定性

侧板式可以加强孕妈妈身体整体的协调感和稳定性，强健核心力量的同时，对于呼吸不畅也有很好的改善作用。

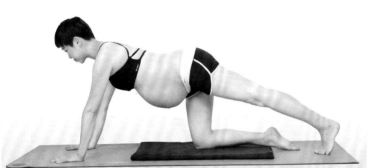

1 手膝位支撑身体保持中立位，左腿向后伸直。

小提醒： 可在双膝下垫一块毛毯，以免长时间跪立引起膝盖疼痛。

2 右膝微抬起，小腿转向身后，左手扶髋，左腿外旋，将左腿外侧踩于地面，右手右膝与左脚足弓在一条线上，胸腔展开向左侧。

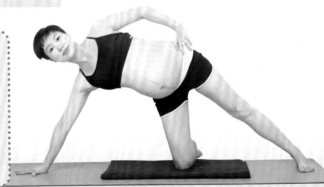

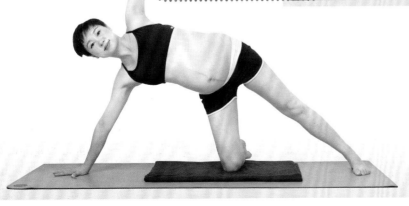

3 若手臂力量允许，左手向上抬起伸直，在此保持 5~8 组呼吸。

花环式，为顺利分娩做准备

孕晚期，孕妈妈要开始锻炼骨盆和盆底肌，这对于顺产是很有帮助的。孕妈妈能在这个动作中体会骨盆底肌的张力来放松骨盆底肌肉。

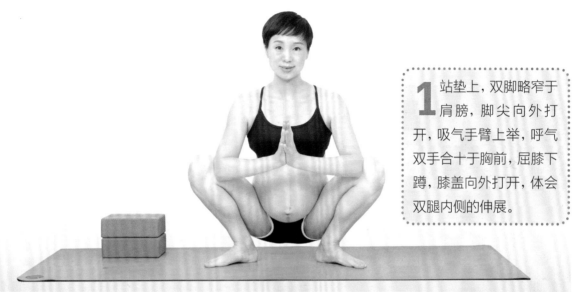

1 站垫上，双脚略窄于肩膀，脚尖向外打开，吸气手臂上举，呼气双手合十于胸前，屈膝下蹲，膝盖向外打开，体会双腿内侧的伸展。

2 孕晚期已出现明显四肢肿胀的孕妈妈，可选择瑜伽砖或小凳子来完成这个动作。

小提醒： 若已出现耻骨疼痛，练习时应坐在瑜伽砖或小凳子上。

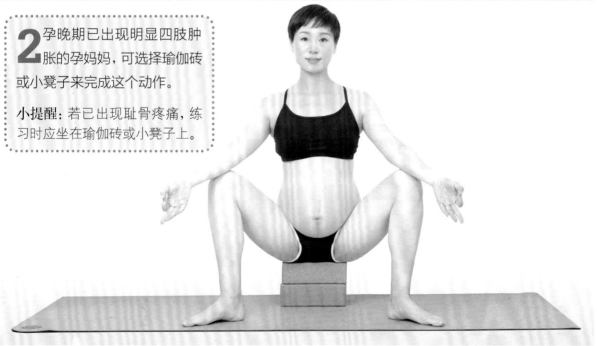

明星私教 VIP 课程：锻炼骨盆，为顺产做好准备

战士一式（球），增强下肢力量

下面这组动作对于孕晚期重心不稳的孕妈妈有很好的预防作用，可以增强平衡感。同时也可以锻炼骨盆，为顺产做好准备，并有助于锻炼因腹部增大而挤压的肝和脾，改善消化不良的症状，减轻腹部沉重感。

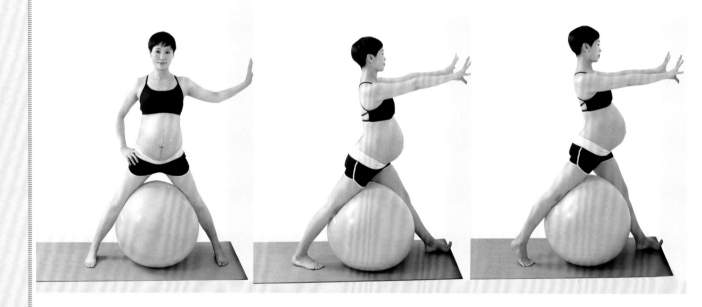

1 左脚靠近墙面，左手扶墙，双腿分开一条腿的长度，脚尖向前，将球从身体前侧放在双腿中间。

小提醒：这组运动要用墙辅助来完成。

2 左脚趾向左侧旋转，左腿保持伸直，同时将骨盆的右侧向前推送，面向墙的方向，双手扶墙。

小提醒：要尽量做到骨盆两侧平行。

3 右脚脚后跟向上抬起，保持足弓的力量与身体的平衡，向上站高，同时不忘记尾骨内收，目光平视前方。

小提醒：孕妈妈要始终保持身体的直立，不要弯腰屈腿。

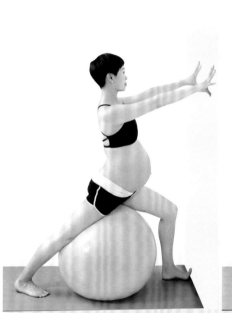
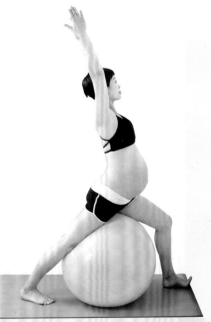
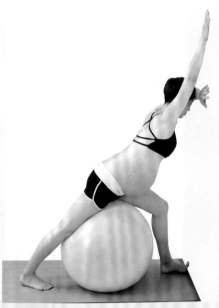

4 呼气向下压脚跟向地面方向，同时弯曲前侧膝盖，身体向下沉压向球面。

小提醒：下压要慢慢进行，并要保持身体的平衡，感受骨盆的状态。

5 找到平衡感后，可选择性地将手臂向上伸起。

小提醒：如果感觉到腹部肌肉拉伸明显的话，请将双手放回墙面。

6 曲左手肘贴于墙面，右手臂伸直向上，将额头放在左侧前臂处，一侧保持 5 组呼吸后换另外一侧进行。

小提醒：球在运动的过程中会移动，孕妈妈要时刻注意安全。

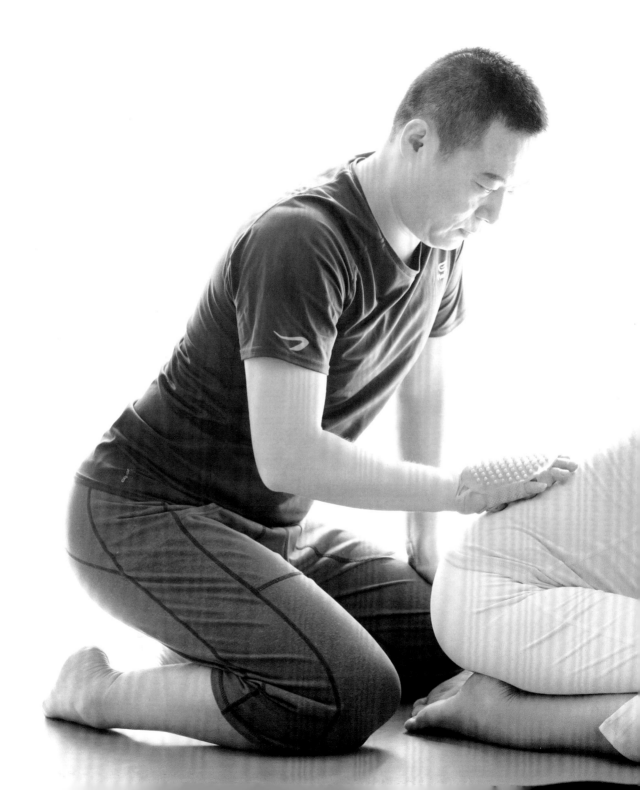

孕10月
助产运动练起来

从此时起，孕妈妈要随时随地做好分娩的准备。本月的运动也宜以帮助分娩为主，可做一些骨盆底肌、下腹部的锻炼，动作宜缓，而且运动时，准爸爸或家人最好在身旁保护。由于本月孕妈妈会特别累，因此，还可以学习一些放松身体的方法。

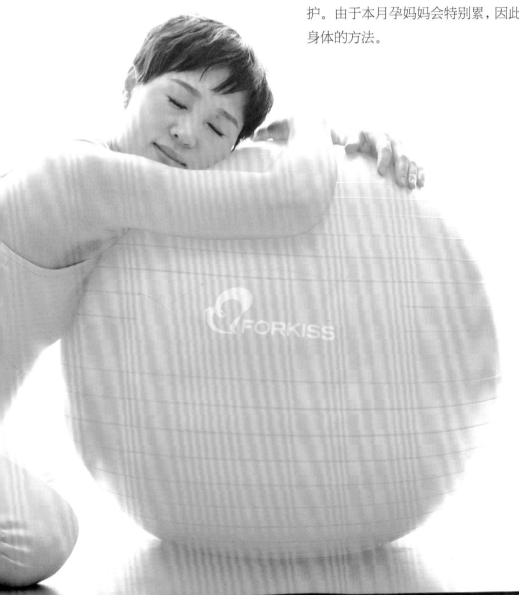

剑慧老师怀孕心得

　　二宝这个月就要出生了，想想起初怀他时内心的纠结，到欣然接受他，仿佛还是昨天的事情。对于分娩方式，我鼓励顺产，因为顺产对宝宝的健康和自身的产后恢复都更加有利。此时，就要多做做助产运动，可以帮助骨盆底肌打开，有利于顺产。此外，还可以提前学习一些能缓解阵痛的运动。准爸爸也要一起学习，在生产过程中帮忙指导孕妈妈。

放松休息

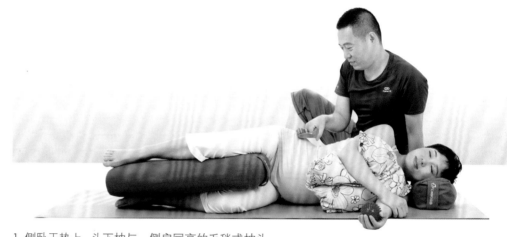

1. 侧卧于垫上，头下枕与一侧肩同高的毛毯或枕头，双腿中间夹一长形抱枕，上方手环抱一个舒适的抱枕，有利于呼吸顺畅，下方手臂自然伸直向前，可在手里抓握一个小按摩球，来帮助自己放松。

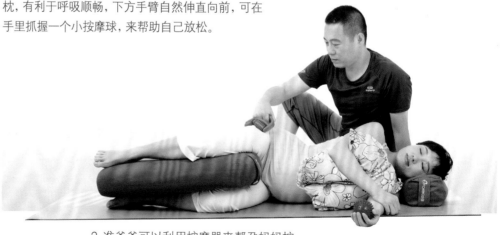

剑慧老师
10分钟放松操

2. 准爸爸可以利用按摩器来帮孕妈妈按摩，从髋部开始，向下到大腿直至小腿。

3. 每一个时期的练习结束后都
可用此体式来放松。建议从孕
中期开始，孕妈妈们就以这样的
姿势来休息。

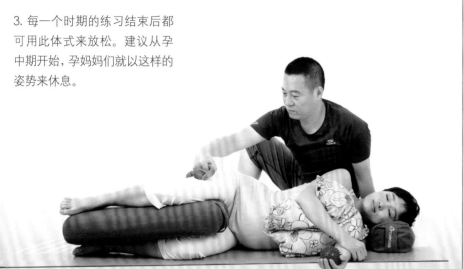

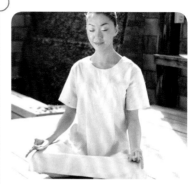

准爸爸是最好的"按摩师"

　　孕妈妈马上就要分娩了，此时准爸爸可以在空闲时帮助孕妈妈全身的各个部位，这不仅可以帮助孕妈妈放松身心，也会坚定孕妈妈顺产的信心。所以准爸爸快行动起来吧，多帮孕妈妈按摩按摩。孕妈妈舒适的休息姿势也是利于准爸爸按摩的姿势，可从肩膀开始一直按摩到脚底。

4. 腿下的抱枕可缓解腰部与
骨盆压力，拥抱的抱枕可以缓
解对胸部的挤压，缓解呼吸不
畅导致的睡眠问题。

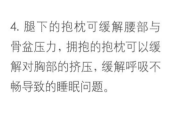

本月运动安全指导

宝宝即将出生，有些孕妈妈开始对分娩担心。其实，生产是最自然的生理现象，是每个女性的本能，因此不必担心，顺其自然就好。孕妈妈此时仍要继续坚持做些有利于分娩的运动，同时还要学会一些缓解分娩疼痛的动作，开心迎接宝宝的到来。

> 已经足月的胎宝宝期待着和你见面的那一刻，但这也是整个孕期身体最沉重的时候。此时期可以适当加大运动量，鼓励胎宝宝和孕妈妈的配合，通过内在的意识与胎宝宝交流，培养默契。同时，准爸爸也要加入运动，帮孕妈妈放松身心。

分娩之前宜这样散步

散步有利于锻炼骨盆肌肉，使其更有弹性，为顺利分娩做准备。散步虽简单，但掌握其中的要领，才能达到效果。孕妈妈散步时，首先要以放松短小的步伐向前迈，一定要以身体感觉到舒适的调子进行，手臂自然放在身体两侧。同时，散步时还可训练分娩时的呼吸方法：用鼻子深吸气，然后用口呼气。最好在空气清新的户外或者绿阴下散步。

准爸爸陪孕妈妈一起做运动

随着体重的增加，孕妈妈肚子越来越大，身体懒懒的，不愿意运动。这时，准爸爸可要做好监督和陪练的工作。因为孕妈妈进行适当的运动既能控制体重，又能提高身体的免疫力，还能改善孕期的各种不适。早上起床后，或者晚饭后，陪孕妈妈做做孕妇操或瑜伽，哪怕只是简单地散散步，都能起到锻炼的作用。

缓解阵痛的拉梅兹呼吸法

随着预产期的临近，大多数孕妈妈都会有莫名的紧张和恐惧：我能自然分娩吗？我能忍受自然分娩的疼痛吗？其实分娩是很自然的过程，孕妈妈不要自己吓自己。下面就教给孕妈妈缓解阵痛的呼吸方法，让孕妈妈轻松度过产程，顺利迎接宝宝。

◆胸部呼吸。在宫颈口刚刚打开时，孕妈妈会体会到阵痛的初次来袭。这时候不要慌，放松身体，用鼻子深深地吸一口气，尽量挺起胸部，好像把这口气暂时储存在胸部一样，然后用嘴吐出这口气。

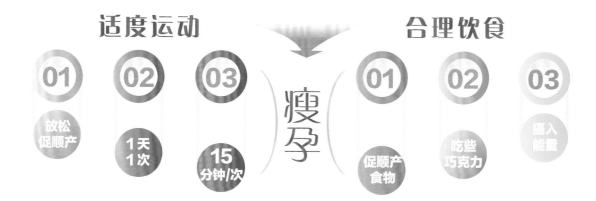

适度运动

01 放松促顺产

02 1天1次

03 15分钟/次

瘦孕

合理饮食

01 促顺产食物

02 吃些巧克力

03 摄入能量

♦"嘻嘻"式浅呼吸。当宫颈口开到 3~7 厘米时，阵痛几乎三四分钟一次，而且疼痛的程度加深。这时候，努力放松身体，集中注意力，用嘴吸一小口气，暂时储存在喉咙，然后轻轻用嘴呼出，就像欢快地笑着，发出类似"嘻嘻"的声音。

♦喘息呼吸。当宫颈口几乎完全打开时，阵痛每隔 1 分钟左右一次。这时候，孕妈妈先深深地呼气，然后深吸气，接着迅速连做 4~6 次浅呼气。

♦哈气。这时候，强烈的疼痛感几乎让孕妈妈难以忍受，不要喊叫，这不仅会消耗你的体力，而且对分娩毫无益处。先深吸气，然后快速有力地连吐 4 口气，接着使劲吐出所有的气。

♦推气。这时候，胎宝宝正在努力向宫颈口移动，孕妈妈要用力把肺部的气向腹部下压，呼气要迅速，接着继续吸满满一口气，像大解时一样，努力将气向腹部下压，直到分娩结束。

孕妈妈要熟悉分娩征兆，感受自己身体的变化，出现相应信号时不至于手忙脚乱。

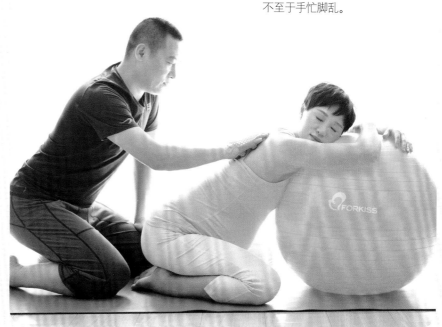

适合孕 10 月的运动

坐球摇摆，锻炼骨盆

这组球上运动对于锻炼孕妈妈的骨盆很有帮助，在孕晚期适当做些骨盆运动，有利于孕妈妈顺产。而准爸爸的参与能安抚孕妈妈的焦虑心情，还能帮孕妈妈"打气"。

1 孕妈妈坐在球上，背部与骨盆尽量放松，双手支撑自己的双膝，准爸爸在球后扶住孕妈妈，帮她掌握平衡。

小提醒：在没有他人帮忙的情况下，孕妈妈待产时要保证球的下方有垫子或毛巾来防滑。

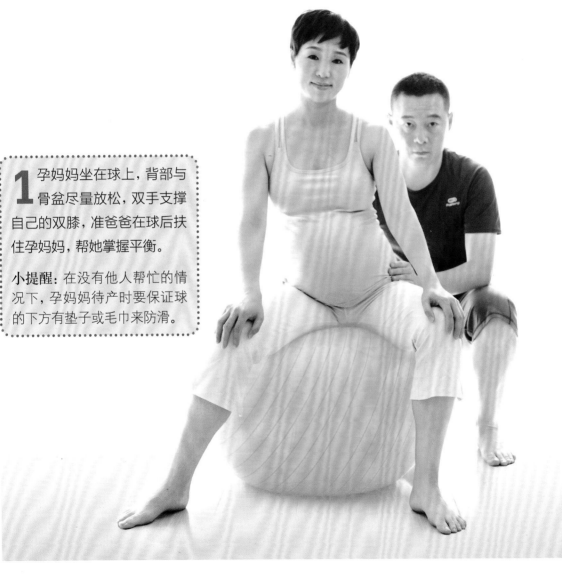

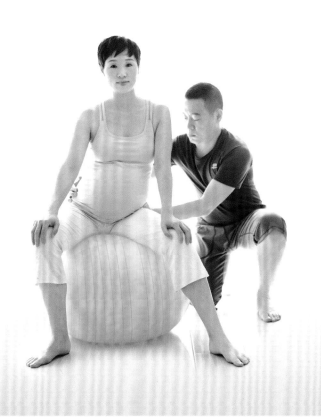

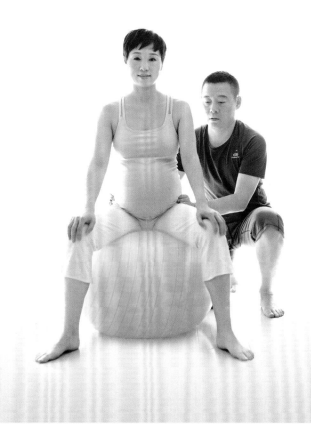

2 准爸爸用双手帮助孕妈妈做骨盆的摇摆。

小提醒：准爸爸不要慌张，和孕妈妈相互配合用力即可。

3 顺时针摇摆一圈，恢复原位，再逆时针摇摆一圈。

小提醒：夫妻多多配合做运动不仅能增进彼此的感情，对胎宝宝来说也是很好的胎教。

抱球婴儿式（双人），充分放松

此姿势利于孕妈妈找到盆底肌，同时也是很好的待产体式。宫缩出现时或是疲劳时
都可用此姿势来放松。趴球的姿势，腹部与骨盆都放松，留更多空间给胎宝宝。

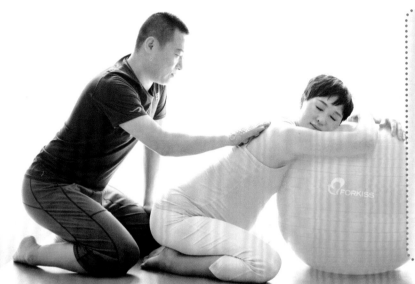

1 跪在垫子上，臀部向下坐在脚跟上，分娩球放于体前，双手环抱球，将脸侧向一边，颈部、肩膀、背部、臀部及双腿都放松，随着呼吸左右摇摆身体，以找到舒适感。准爸爸可选择小型按摩器，在孕妈妈背部上下滑动按摩。

2 跪坐时间长，脚踝会有压力，可选择跪立位，大腿与地面垂直，球放于胸腔下方，腰部平行于地面，腹部放松，双手抱球，脸侧向一边。

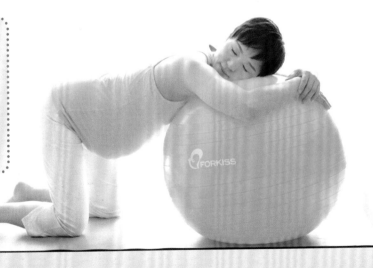

待产颠球（双人），缓解阵痛

这个动作可以引导足月的胎宝宝向下入盆，帮助胎宝宝旋转枕位，在第一产程中可加
速产程进度，刺激宫口打开，同时也有利于缓解宫缩疼痛。

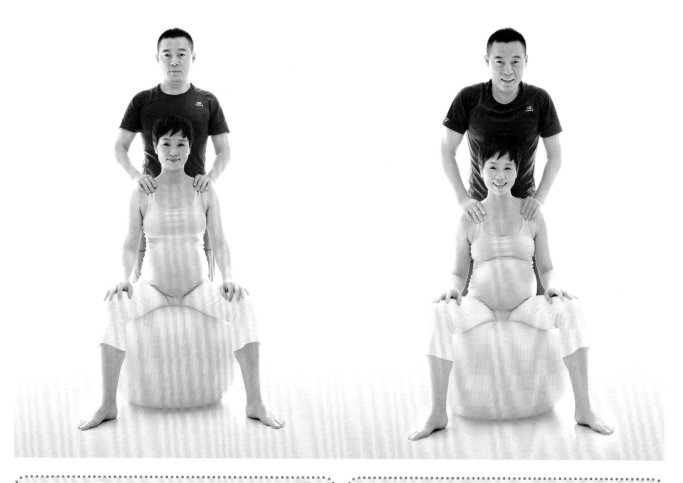

1 孕妈妈端坐于球上，双脚分开宽于肩膀，准爸
爸站在球的后方，双手扶孕妈妈双肩。

小提醒：准爸爸不要紧张，只需要将双手自然搭在
孕妈妈的双肩上即可。

2 随着呼吸，准爸爸上下按压孕妈妈双肩，颠球
幅度可根据孕妈妈的舒适度来决定，确保球在
臀部下方与裤子有接触和摩擦。颠球时间可自定。

小提醒：如果孕妈妈在颠球时出现恶心或头晕，请
立即停下休息。

靠球放松（双人），给孕妈妈鼓励与支持

这组运动让孕妈妈在锻炼骨盆的同时，还能享受准爸爸的按摩，使得身心都能得到放松，同时还能增进夫妻间的信任和默契。

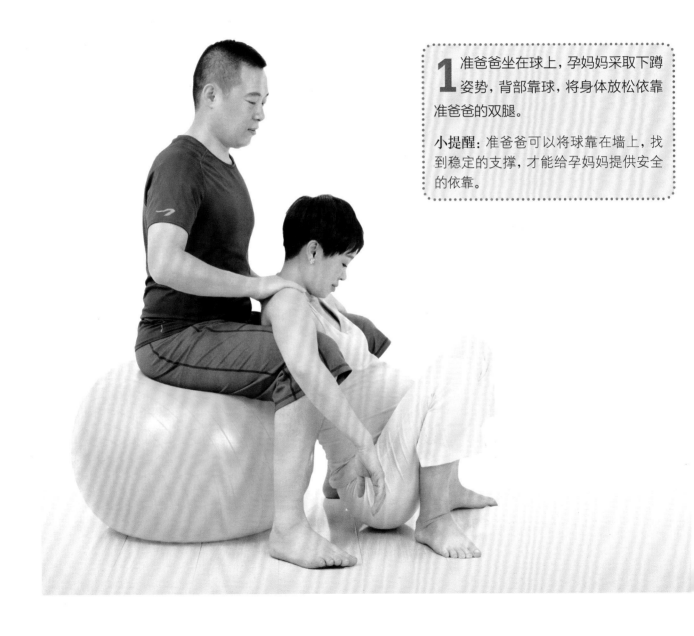

1 准爸爸坐在球上，孕妈妈采取下蹲姿势，背部靠球，将身体放松依靠准爸爸的双腿。

小提醒：准爸爸可以将球靠在墙上，找到稳定的支撑，才能给孕妈妈提供安全的依靠。

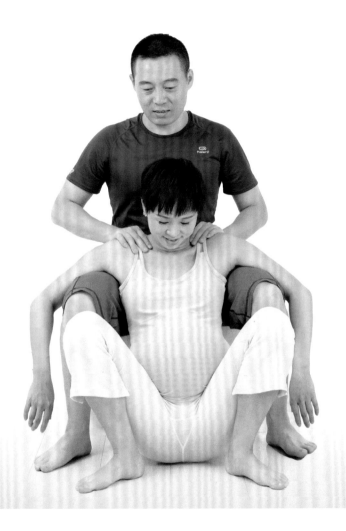

2 准爸爸在此期间可以用双手给孕妈妈做肩部的减压放松。

小提醒： 准爸爸按摩时可以先从双肩开始，一直到双臂，按摩的力度不要太大，孕妈妈感觉舒适即可。

做不到怎么办

剑慧老师来支招： 孕期准爸爸的陪伴不可少，尤其是分娩前，此时准爸爸就不要以忙为借口了，抽时间多陪陪孕妈妈，是给她分娩最好的鼓励和支持。

做不到怎么办： 孕妈妈如果蹲不下去的话，可以坐在 2 块瑜伽砖或小椅子上。准爸爸每周抽出 2 天时间和孕妈妈一起运动就好，在运动时可以说些鼓励她的话，让她有信心。

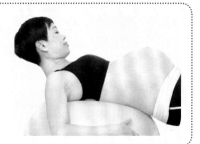

明星私教 VIP 课程：待产前的准备

准爸爸按摩，增强孕妈妈顺产的信心

临近分娩，孕妈妈难免会紧张，不仅是心理上的，身体上也会有。此时，就是准爸爸"出山"的好时机了。帮孕妈妈做做按摩，帮她赶走对分娩的恐惧，使她的身心放松。

头部：

1 孕妈妈舒适地坐在椅子上，确保腰部后侧有足够的支撑，孕妈妈的头可以靠在准爸爸的腹部，保证颈部的稳定；准爸爸从太阳穴的位置开始，向上到头顶的百汇穴做按摩。

小提醒： 准爸爸以打圈的方式轻柔按摩即可。

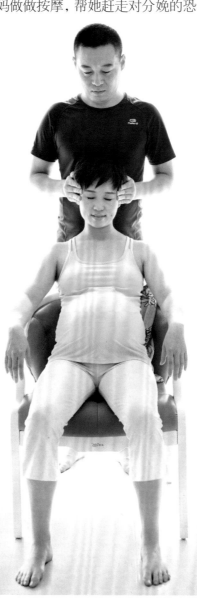

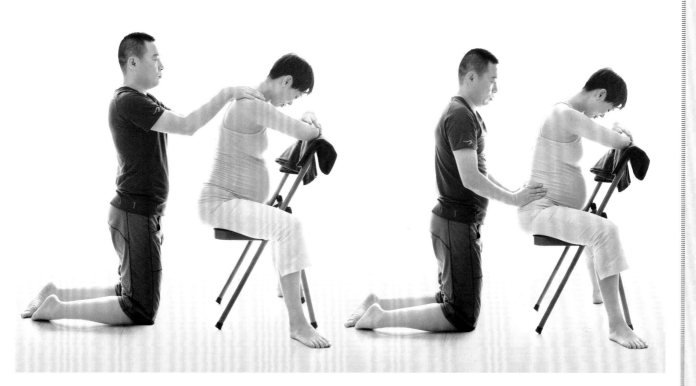

上背部：

2 上背部在紧张的时候最容易疲劳，尤其是待产期间频繁的宫缩疼痛，会使孕妈妈的肩膀出现僵硬感，准爸爸用按摩来帮助孕妈妈放松双肩和颈部，可轻轻地按压肌肉以达到放松的效果。

小提醒：准爸爸按摩时用双手的大鱼际位置即可，力度以孕妈妈舒适为宜。

下背部：

3 待产期间最难受的部位莫过于骶髂位置，准爸爸用手掌从上向下的方向来安抚与按摩，力度以孕妈妈感觉舒适为主。

小提醒：按摩时可以利用小型按摩器来帮忙，按摩器的滚珠为整个背部带来顺滑感，利于孕妈妈的肌肉放松。

双人慢舞，全身放松

模仿跳舞的姿势，可以让孕妈妈放松身心，此时再配上一些柔和的音乐，能起到更好的效果，还能为孕妈妈和准爸爸制造浪漫氛围。

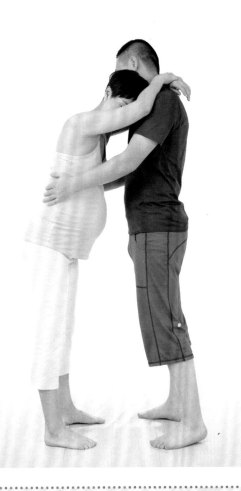 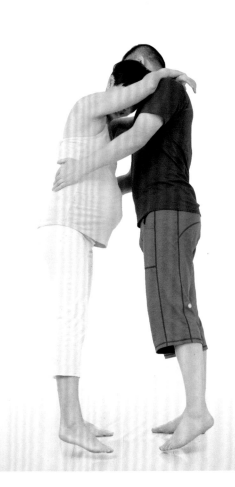

1 站立位，夫妻拥抱，孕妈妈将头放在准爸爸肩上，准爸爸双手扶于孕妈妈腰部或骶髂关节处。

小提醒：可以放着孕妈妈喜欢的轻柔音乐。

2 随着节奏带领着孕妈妈先向左摇摆。

小提醒：注意保持好重心，给孕妈妈以安全的依靠。

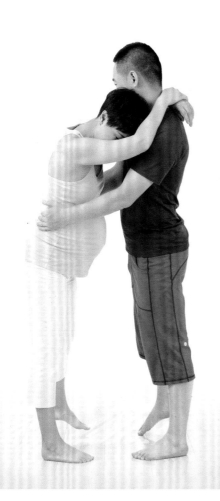
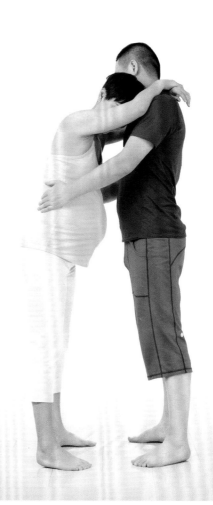

3 然后缓慢地进行左右摇摆，像跳舞一样。

小提醒：准爸爸可以在孕妈妈耳边和她说说鼓励的话，这样会给她更多心理上的安慰和信心。

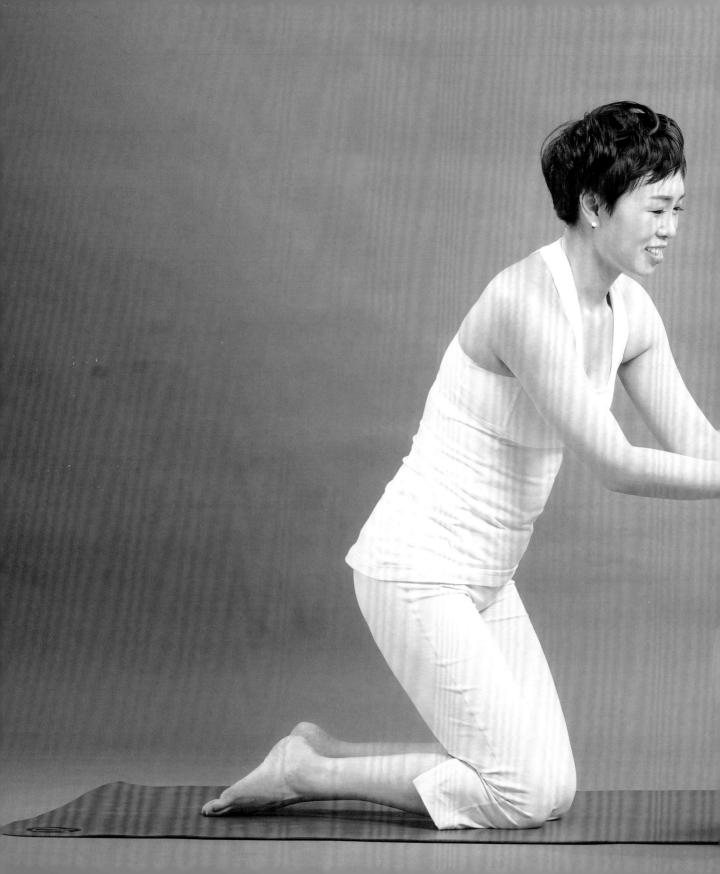

产后像明星那样享"瘦"

产后，大多数新妈妈面对自己发胖、臃肿的身材苦恼不已，以前那个苗条、纤瘦、拥有骄人曲线的自己真的一去不复返了吗？答案当然是否定的。产后 6 个月内，新妈妈体内激素分泌会迅速恢复到原有的状态，新陈代谢速率也会恢复正常，在这段时间里，新妈妈只要抓住机会，掌握科学的饮食、睡眠和运动方式，就能像明星那样轻松享"瘦"，恢复到孕前的完美身材。

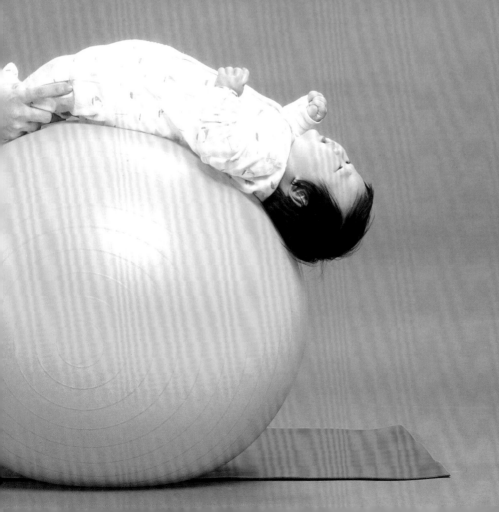

产后瘦身黄金时段

从产后 4 个月起，至产后 6 个月，是新妈妈瘦身的"黄金期"。此段时间，新妈妈的子宫、盆底肌肉、胃肠功能都已恢复，而且身体还处于变化中，是修复身材的好时机。从产后到产后半年内，新妈妈体内各种孕激素分泌会迅速恢复至原有状态，新陈代谢的速度也正处于快速恢复期，而且因怀孕而增加的体内脂肪还处于游离状态，未形成包裹状的难减脂肪，科学饮食加有效运动能更快地燃烧脂肪，增加减肥的速度，降低反弹的概率。

产后不宜立即减肥

新妈妈分娩后，身体还未完全恢复，还要担负繁重的哺育任务，正是需要补充营养、充分休息的阶段，不宜立即减肥。不过，爱美的新妈妈可以通过科学合理的饮食，控制产褥期体重的增长。等到产后 4 个月后再进行减肥，此时大多数新妈妈已经开始工作，是减肥最佳时期，效果也最好。

产后检查，拿到正式瘦身的通行证

产后在经过了 6~8 周的休养之后，身体恢复已经初见成效，此时宜进行产后回诊，以确定新妈妈身体恢复状态。通常在出院前，医生会叮嘱新妈妈及家人，顺产新妈妈要在产后 6 周回医院回诊，剖宫产新妈妈出院前检查伤口，若无问题再于产后 6 周回诊。

产后回诊是产程的最后一个关卡，新妈妈一定要重视。产后回诊会确认新妈妈身体恢复情况，如检查会阴、阴道、子宫颈、骨盆腔、剖宫产伤口以及怀孕并发症的追踪等，只有医生已经确定新妈妈身体恢复了，新妈妈才能开始系统运动，进行瘦身。

在月子期间，如果新妈妈有不适，要及时告知医生。

忌过早做剧烈运动

新妈妈在产后适当运动，对体力恢复和器官复位有很好的促进作用，但一定要根据自身状况适量运动。有的新妈妈为了尽快减肥瘦身，就加大运动量，这么做是不合适的。大运动量或较剧烈的运动方式会影响尚未康复的器官恢复，尤其对于剖宫产的新妈妈来说，激烈运动还会影响剖宫产刀口的愈合。再则，剧烈运动会使人体血液循环加速，使肌体疲劳，运动后反而没有舒适感，不利于新妈妈的身体恢复。

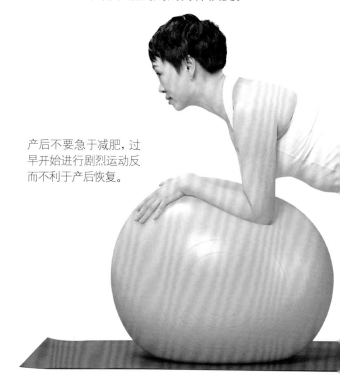

产后不要急于减肥，过早开始进行剧烈运动反而不利于产后恢复。

新妈妈运动时不可缺水

新妈妈由于易出汗、身体虚弱等特殊的身体状况，在运动时一定要注意补充水分。首先，运动前新妈妈应该喝适量温开水；其次，运动 20~30 分钟后也要休息并补充水分，最好补充温开水，以 40~50℃的温开水最合适，因为这种温度的水最易由胃部流至小肠，被新妈妈吸收；另外，需要水分的多少，取决于新妈妈的运动量及四周的环境因素，比如气候、温度及阳光的强度等。

哺乳是减肥的最佳方式

坚持母乳喂养是新妈妈瘦身的最好方式，因为喂母乳时，宝宝长时间吸吮乳头，可以帮助新妈妈收缩子宫，而且母乳的分泌会消耗新妈妈的脂肪，对瘦身也很有利。

新妈妈需要注意的是，正常哺乳的同时，需要注意营养均衡，不可节食减肥，最好也不要放纵进食，在保证身体需要的基础上，满足宝宝的母乳需求即可。

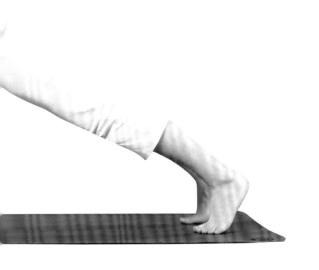

饮食上，在保证碳水化合物、蛋白质、脂肪等各类营养摄入的同时，宜适当增加蔬菜、水果的摄入，减少碳水化合物的摄入，尽量不吃蛋糕、糖果、饼干等含糖量较高的食物。喝汤时，也尽量选择蔬菜汤，喝鸡汤、肉汤时，宜先撇去上面的浮油再喝。

产后 4 个月，加大减肥力度

产后 4 个月，正常情况下，新妈妈的身体已经完全恢复，能够承载新妈妈运动、饮食控制等各项减肥措施了，但考虑到喂奶问题，新妈妈减肥可能还有顾虑。

其实，非哺乳新妈妈在产后满 4 个月后就可以像产前一样减肥了，不过对于仍然进行母乳喂养的新妈妈来说，还是要坚持产后哺乳的减肥原则，即适量减少食量和适度增加运动。

但不管是哺乳妈妈，还是非哺乳妈妈，都可以通过适当运动来增强腰腹部肌肉的力量了。腰腹部是新妈妈变化最大的部位，要瘦身宜先从此处开始。新妈妈可以通过每天做 10~15 个深蹲，或者 30 个仰卧起坐，来加强腰腹部肌肉的力量，非哺乳妈妈也可以加大强度，像未怀孕时一样开始瘦身计划了。

坚持有氧运动。新妈妈刚开始系统运动，运动量不宜太大，可以把以往的有氧运动分割成 20 分钟一段，每天坚持三四次，这样保证每天有氧运动的时间在 1 小时左右，对瘦身也非常有利。在运动方式上，新妈妈可以采取散步、慢跑、游泳、骑自行车等，尽量使运动方式多样化，这样不仅能增加运动的趣味性，锻炼的部位也更加全面。

产后第 1 周

　　顺产妈妈在产后第 1 天就可以开始活动, 有助于产后早日恢复, 例如, 在床上做一些翻身、抬腿、缩肛运动。尤其是缩肛运动, 对产后盆底的肌肉和肌膜的恢复非常有益。顺产妈妈产后 6~12 个小时就能起床做轻微活动。

骨盆肌底练习, 促进骨盆恢复

仰卧在床上, 弯曲双膝, 如果感觉这个时候腿部没有力量, 可以在腿中间夹一个抱枕, 双手交叉环抱自己的侧肋, 吸气时骨盆找到中立位(如右侧上图所示, 腰部下方会有空隙能容下一个手掌) 呼气主动内收腹肌的同时, 双手辅助肋骨内收, 骨盆做后倾位(如右侧下图所示腰部会贴实地面) 盆底肌上提。

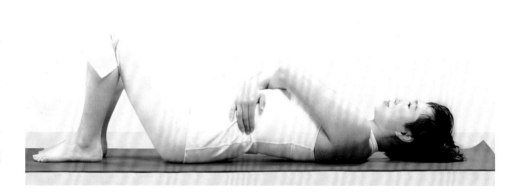

注: 顺产妈妈可以在侧切伤口没有痛感时就开始练习, 早练习有利于腹肌和内脏机能的恢复。剖宫产妈妈不要急于练习, 伤口的恢复才是第一位。

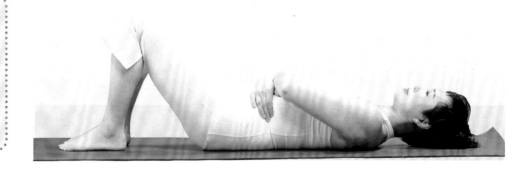

　　剖宫产妈妈可以仰卧在床上, 双腿伸直, 根据自身的情况选择手臂平举或是过头顶, 来伸展躯干和双腿。

仰卧扭转一（被动），锻炼盆底肌肉

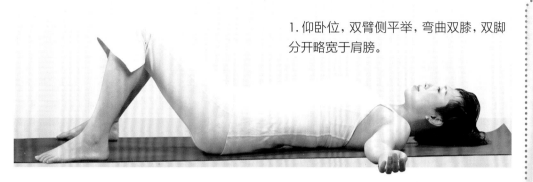

1. 仰卧位，双臂侧平举，弯曲双膝，双脚分开略宽于肩膀。

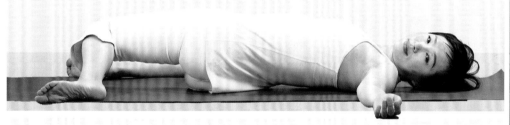

2. 吸气，双膝倒向右侧，头转向左边。

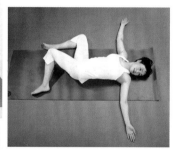

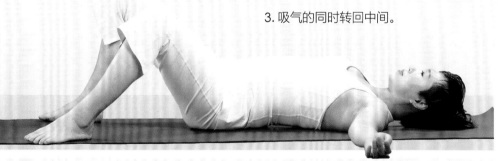

3. 吸气的同时转回中间。

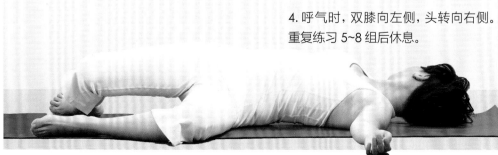

4. 呼气时，双膝向左侧，头转向右侧。重复练习 5~8 组后休息。

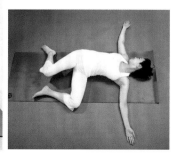

产后第 2 周

在产后的第 2 周里，子宫会恢复，基本上进入盆腔内，新妈妈身体渐渐恢复。身体恢复后，喂养宝宝就需要新妈妈亲力亲为了，除了养好子宫，放松因照顾宝宝而感到疲劳的手腕和颈肩也很有必要。

手腕练习，缓解上肢疲劳

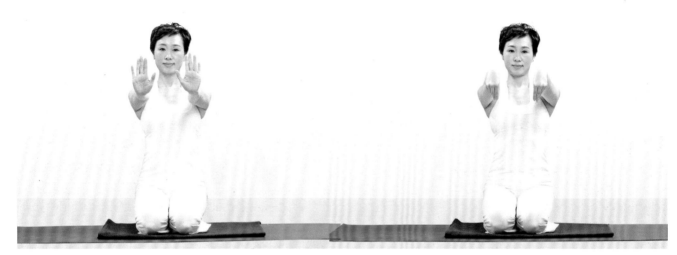

1. 雷电坐坐在瑜伽垫上，手臂平举向前，保持手臂始终伸直。吸气，立手掌掌心向前，掌根尽量前推。

2. 呼气时，勾手指向下向内，手腕处尽量上提。

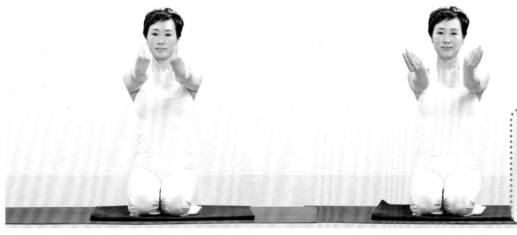

3. 重复 3~5 次后，手腕以顺时针方向环绕 5 圈。

4. 再向逆时针方向环绕 5 圈。

注：新妈妈照顾宝宝会过度使用手腕，对于手腕的力量练习，会很好的起到稳定手腕的作用。顺产与剖宫产妈妈都可练习。

拉紧肩带，告别肩背僵硬

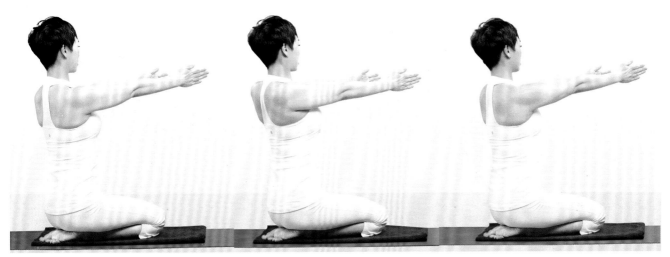

1. 雷电坐坐在瑜伽垫上，也可以再垫一个毛毯在膝盖下，手臂平举向前，保持手臂伸直。

2. 吸气，肩胛骨向两侧打开到最大限度，推动手臂向前伸展。

3. 呼气，肩胛骨内收向脊柱，想象夹一支笔在肩胛骨中间。重复以上练习8~10组。

主动婴儿式，放松背部肌肉

双膝跪在床上，分开与肩同宽，立起脚跟，臀部坐向脚跟，双手向身体前侧伸展，手腕立起，手指肚撑起手心，额头向下放松的落在床上，将身体延展向前后两个方向。在此停留 5~8 组呼吸，再缓慢起身。

注：在保持呼吸时，感受大腿内侧对腹部和内脏的按摩以及背部的拉伸与放松。剖宫产妈妈一定要跟随自身的身体感受进行练习，切记不可过急过早开始练习。

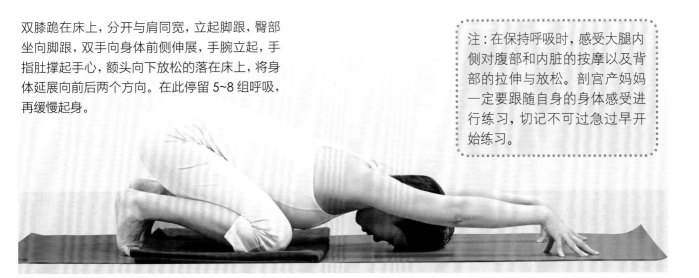

手臂舒展，塑造手臂线条

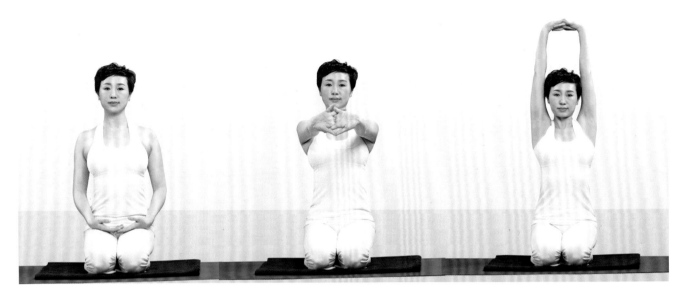

1. 雷电坐坐在瑜伽垫上，也可以再垫一个毛毯在膝盖下；十指交扣，掌心向上，保持放松状态。

2. 将双臂翻掌向外，向前伸展。

3. 吸气，向上举双手过头顶，手臂尽量伸直。

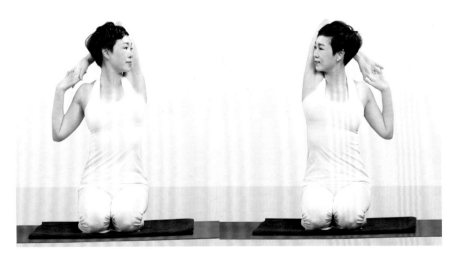

4. 呼气，弯曲手肘向身体右侧，转头向左侧，停留3组呼吸。

5. 吸气，推举手臂向上，呼气换另外一侧。

注：手臂向一侧弯曲时，上方手臂不要压迫头颈部，如果肩膀紧张没办法打开，可以先做直臂练习一段时间，等肩膀和腋窝打开后再练习。剖宫产妈妈的运动强度根据伤口恢复情况而定。

产后第 3~4 周

此时的新妈妈可以在医生许可的情况下适当增加一些运动量，不过运动量和幅度仍然不要太大，以不感到疲劳为宜。

侧卧抬腿，紧致腹部

1. 侧卧位（小心不要压着乳房）左手托头，右手放在身体前侧保持平衡，整个身体延展向两端，如果感觉身体没办法平衡，可以将双腿向身体前侧移动多些，整个身体成香蕉状。

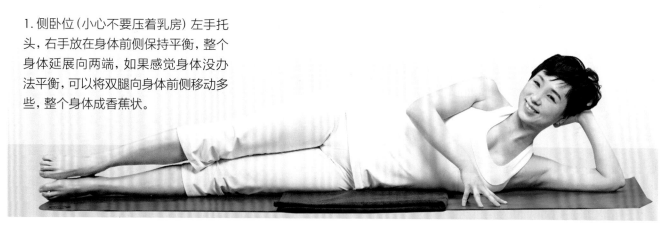

2. 吸气，保持挺胸，呼气时将腹部向内收紧，盆底肌内收，同时抬起双腿，双腿、双脚并拢不分开，吸气时轻落，呼气时再次抬起，每次做 8~10 组。

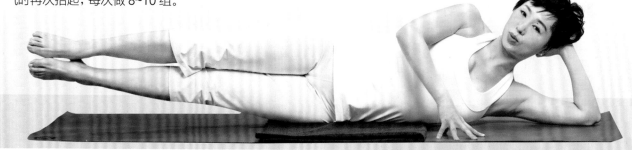

注：如果是用瑜伽垫，可在躯干下方垫一条毛毯，帮助身体保持稳定。核心肌群与盆底肌群是产后的恢复重点，侧抬腿的练习可以加强腹内外斜肌的力量，辅助腹肌的恢复，增强核心的稳定性。

风吹树式（变式），放松颈椎

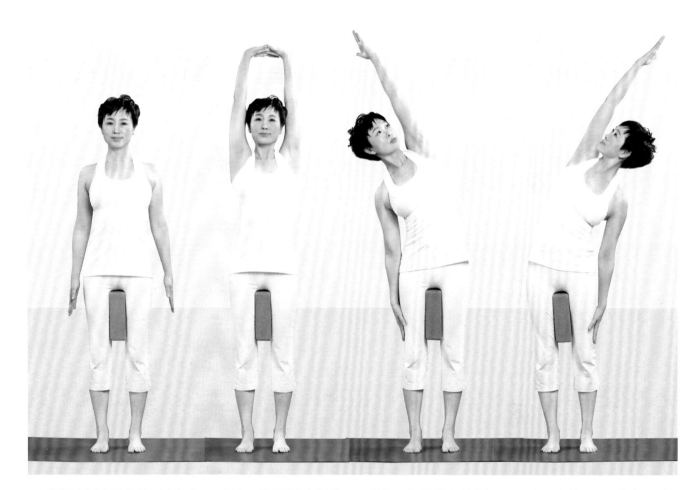

1. 双腿中间夹瑜伽砖，站山式准备，双脚平行，双腿有力地伸直，双肩与手臂放松自然垂落。

2. 吸气，举双手向上过头顶，十指交叉，掌根上推。

3. 呼气，右手落于体侧，左手臂贴向耳朵，带动身体向右侧弯。

4. 吸气，身体回正，落左手臂举起右手，呼气，向反方向侧弯，吸气收回。每侧保持 3~5 组呼吸或者更长时间，注意不要屏息。

注：风吹树式（变式）是随时随地可以做的恢复练习，喂奶之后、刚哄睡宝宝之后、做完简单家务之后都可以用此式来放松紧张的背部和颈椎。在练习的过程中，注意双腿的稳定性，骨盆保持中立，不要塌腰。

肘膝前后移动，增强全身肌肉力量

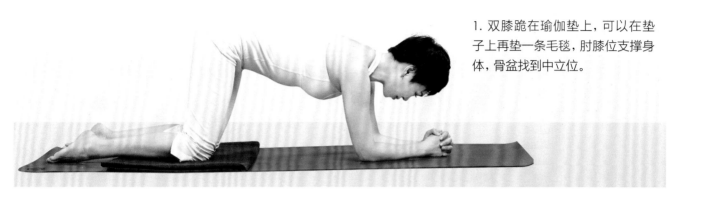

1. 双膝跪在瑜伽垫上，可以在垫子上再垫一条毛毯，肘膝位支撑身体，骨盆找到中立位。

2. 吸气，移动身体向后，臀部向脚跟方向（手肘稳定在垫子上不要移动）在此体会背部与肩胛带的伸展，可将额头落在垫子上。

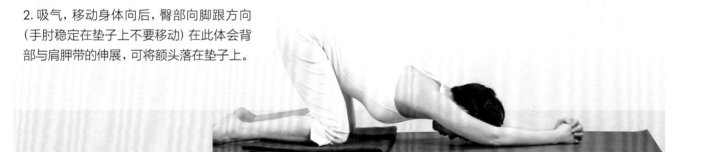

3. 呼气，推动身体向前，肩膀可超过手肘多一些，注意腹部内收的同时盆底肌也向内收紧。前后移动 5~8 次，在向前的位置多停留几组呼吸。

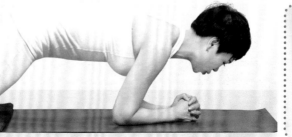

注：肘膝前后移动是在床上就可以完成的练习，注意在练习的过程中，保持腹部收紧，不要塌腰，呼吸保持均匀不要屏息。

产后 2~3 个月

　　此时大多数孕妈妈的子宫已经复位，回诊时咨询医生后，可以适当增加腹部肌肉的恢复运动。另外，不妨将宝宝带上一起运动，宝宝会非常开心的。

仰卧上伸腿，增强下腹部力量

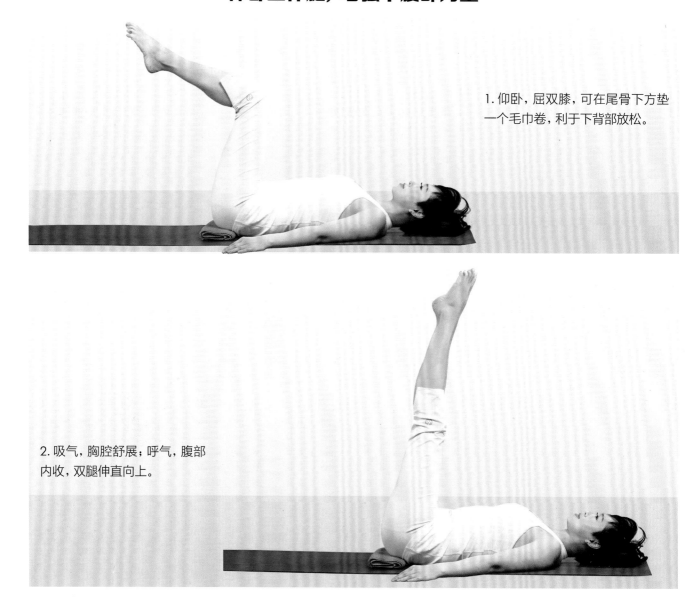

1. 仰卧，屈双膝，可在尾骨下方垫一个毛巾卷，利于下背部放松。

2. 吸气，胸腔舒展；呼气，腹部内收，双腿伸直向上。

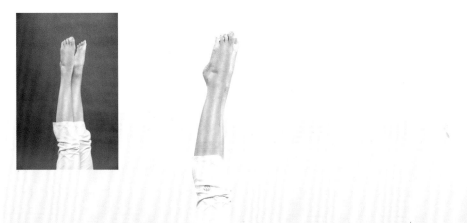

3. 脚尖 45° 向外，大腿内侧夹紧，体会下腹部的紧实感，保持 5~8 组呼吸。

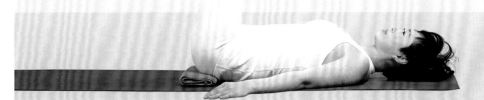

注：如果双腿后侧特别紧张则可以微弯曲，呼气时注意腹部内收而不要鼓肚子。上伸腿的练习可以强化腹部肌肉，利于腹部恢复。

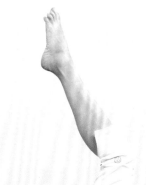

4. 放松双腿，可重复练习。

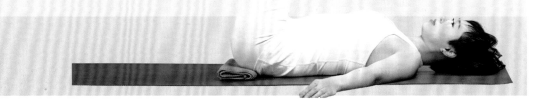

仰卧屈膝，拉伸肌肤

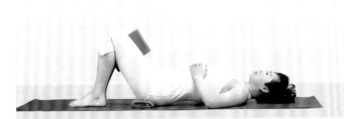

1. 仰卧屈膝位，双腿中间夹一块瑜伽砖，尾骨下方垫一个毛巾卷，将双手放在肋骨处感受呼吸。

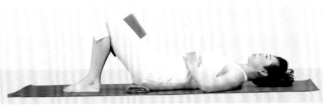

2. 吸气，骨盆在中立位；呼气，骨盆微微后倾，感受腹部内收；大腿内收肌收缩，双腿夹紧瑜伽砖。

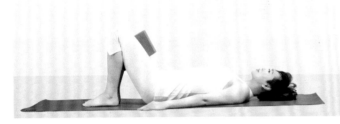

3. 进行 5 组呼吸后，双手放于体侧。

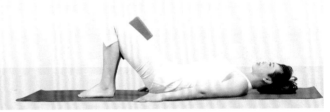

4. 吸气准备，呼气时双腿夹紧瑜伽砖，腹部内收。

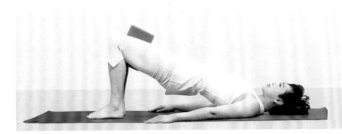

5. 从尾骨位置一节一节向上抬起脊柱，抬至大腿面与胸腔成一个斜面，吸气停留。

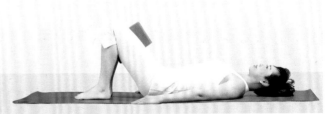

6. 呼气时控制着脊椎一节一节落下，重复 5~8 组。

亲子瑜伽，幸福传递

负重宝宝腹肌练习

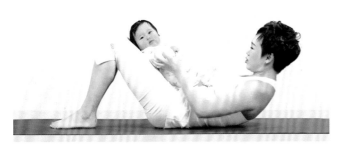

1. 仰卧屈膝位，把宝宝放在靠近下腹部，双手托宝宝腋下。

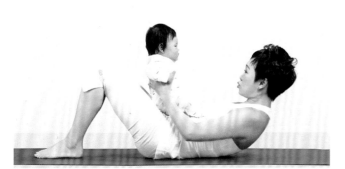

2. 呼气时将头和肩胛骨抬离地面，如果手臂力量足够，可以托着宝宝向头部的方向移动，或给宝宝一个亲吻。

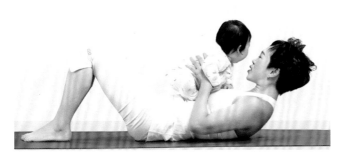

3. 吸气时头和肩膀放松，呼气时重复前面的练习，每次练习8~12组即可。

开小火车

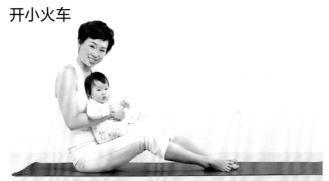

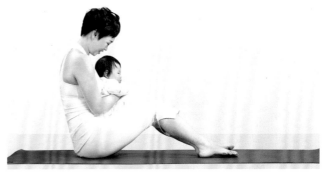

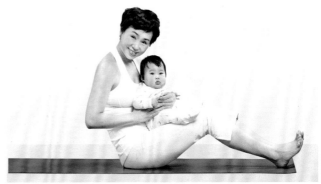

妈妈抱着宝宝坐在瑜伽垫一端，弯曲双膝，有节奏的左右交替双脚，摇摆着向前走，在移动中可以给宝宝唱儿歌或是模仿火车的声音，跟宝宝互动。

图书在版编目（CIP）数据

明星私教瘦怀孕 / 李剑慧编著 . -- 南京：江苏凤凰科学技术
出版社，2018.2
（汉竹·亲亲乐读系列）
ISBN 978-7-5537-7998-0

Ⅰ.①明… Ⅱ.①李… Ⅲ.①妊娠期－妇幼保健－基本知识
Ⅳ.① R715.3

中国版本图书馆 CIP 数据核字（2017）第 241224 号

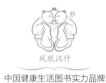

凤凰汉竹

中国健康生活图书实力品牌

明星私教瘦怀孕

编　　　著	李剑慧
主　　　编	汉　竹
责 任 编 辑	刘玉锋　张晓凤
特 邀 编 辑	苑　然　李佳昕　张　欢
责 任 校 对	郝慧华
责 任 监 制	曹叶平　方　晨

出 版 发 行	江苏凤凰科学技术出版社
出版社地址	南京市湖南路1号A楼，邮编：210009
出版社网址	http://www.pspress.cn
印　　　刷	南京精艺印刷有限公司

开　　　本	715 mm × 868 mm　1/12
印　　　张	14
字　　　数	150 000
版　　　次	2018年2月第1版
印　　　次	2018年2月第1次印刷

标 准 书 号	ISBN 978-7-5537-7998-0
定　　　价	49.80元

图书如有印装质量问题，可向我社出版科调换。